Diabetes Kochbuch XXL

Einfach & Gesund - Der Wegweiser für eine diabetikerfreundliche Küche mit einfachen, schmackhaften Rezepten und Alltagstipps | Inklusive 30-Tage-Ernährungsplan

Jonas Winkel

BONUS IM INNEREN

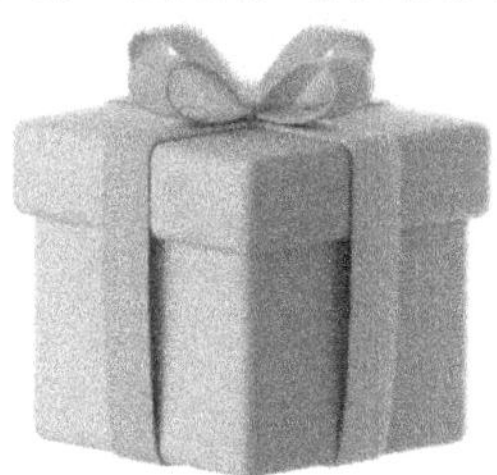

BONUS WELLNESS-BEGLEITER: Ein spezieller Abschnitt zur Diabetes-Management, einschließlich Übungen, Stressabbau und Lebensstiltipps.

Entdecken Sie Ihr neues Schlüsselwerkzeug für ein gesundes Leben mit Diabetes :

"Der komplette Wellness-Begleiter für Diabetiker". Dieses exklusive Bonusbuch ergänzt perfekt Ihr "Diabetes Kochbuch XXL" und bietet Ihnen umfassende, lebensnahe Strategien, die weit über die Küche hinausgehen.
In "Der komplette Wellness-Begleiter für Diabetiker" finden Sie nicht nur Rezepte, sondern einen ganzheitlichen Ansatz zur Förderung Ihrer Gesundheit und Ihres Wohlbefindens. Tauchen Sie ein in erprobte Methoden zur Stressbewältigung, entdecken Sie speziell auf Diabetiker abgestimmte Übungspläne und erfahren Sie, wie Sie mit den psychologischen Herausforderungen eines Lebens mit Diabetes umgehen können. Lernen Sie, wie eine stabile Schlafhygiene und eine gezielte Blutzuckerüberwachung Ihnen helfen, den Alltag mit neuer Energie und Zuversicht zu meistern.
Geben Sie sich nicht mit Halbheiten zufrieden, wenn es um Ihre Gesundheit geht. Laden Sie jetzt "Der komplette Wellness-Begleiter für Diabetiker" herunter und beginnen Sie Ihren Weg zu einem ausgeglichenen und vitalen Lebensstil. Denn gut informiert sein bedeutet, besser für die eigene Gesundheit sorgen zu können – und dieser Leitfaden ist Ihr Wegweiser dazu. Nutzen Sie die Chance und machen Sie den ersten Schritt in ein aktiveres, gesünderes Leben mit Diabetes.

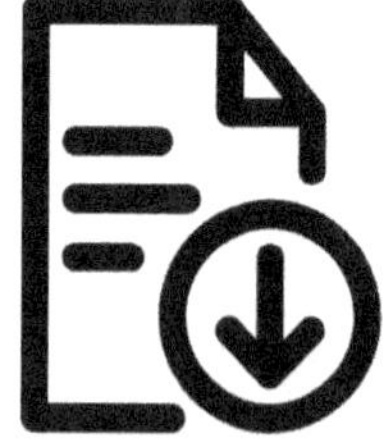
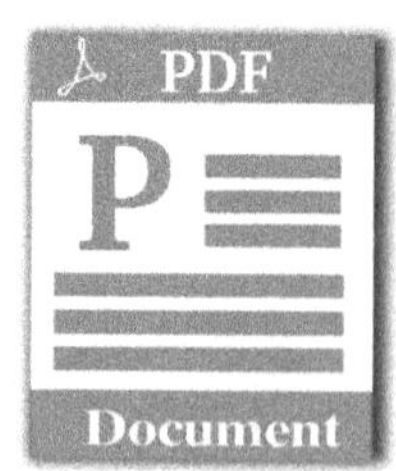

Gehen Sie zum Ende des Buches, um den Bonus herunterzuladen

Inhaltsverzeichnis

Einführung

Willkommen beim gesunden Essen

Willkommen in der Welt der gesunden Ernährung, wo jede Zutat, jedes Gewürz und jedes Gericht eine Rolle in Ihrem Wohlbefinden spielt. Besonders wenn Sie mit Diabetes leben oder einfach nur Ihre Ernährung optimieren möchten, ist die Kunst der diabetesfreundlichen Küche ein unverzichtbarer Verbündeter auf Ihrem Weg zu einem gesünderen Ich.

Die diabetesfreundliche Küche ist kein eintöniger Speiseplan, sondern eine Einladung, die Vielfalt der Aromen, Farben und Texturen zu erkunden, die die Natur zu bieten hat. Sie ist eine Hommage an die Kreativität, die es ermöglicht, köstliche Gerichte zu zaubern, die sowohl den Gaumen erfreuen als auch den Blutzuckerspiegel im Gleichgewicht halten.

Das Geheimnis einer erfolgreichen diabetesfreundlichen Küche liegt in der bewussten Auswahl und Zubereitung von Lebensmitteln. Es geht darum, Lebensmittel zu verstehen – ihre Nährstoffe, ihren glykämischen Index und wie sie unseren Körper beeinflussen. Ein tieferes Verständnis dafür, wie Lebensmittel unseren Blutzuckerspiegel beeinflussen, ist der Schlüssel, um bewusste Entscheidungen zu treffen, die unsere Gesundheit fördern.

Beginnen wir mit den Grundlagen: Kohlenhydrate. Sie sind die Hauptenergiequelle unseres Körpers, aber nicht alle Kohlenhydrate sind gleich. Komplexe Kohlenhydrate, wie sie in Vollkornprodukten, Hülsenfrüchten und stärkehaltigem Gemüse vorkommen, werden langsamer abgebaut und führen zu einem sanfteren Anstieg des Blutzuckerspiegels. Einfache Kohlenhydrate, wie sie in raffiniertem Zucker und Weißmehlprodukten zu finden sind, können schnelle Blutzuckerspitzen verursachen und sollten daher mit Bedacht genossen werden.

Aber es geht nicht nur um das, was wir essen, sondern auch darum, wie wir es zubereiten. Die diabetesfreundliche Küche ermutigt zu Methoden, die den natürlichen Geschmack und die Nährstoffe der Lebensmittel bewahren, ohne unnötige Fette oder Zucker hinzuzufügen. Dampfgaren, Grillen und das Zubereiten von Speisen im eigenen Saft sind nur einige der Techniken, die Ihre Gerichte in wahre Nährstoffbomben verwandeln können.

Ein weiterer wesentlicher Aspekt der diabetesfreundlichen Küche ist das Bewusstsein für Portionsgrößen und die Balance der Makronährstoffe - Proteine, Fette und Kohlenhydrate - in Ihren Mahlzeiten. Dieses Gleichgewicht ist entscheidend, um den Blutzuckerspiegel stabil zu halten und gleichzeitig sicherzustellen, dass Ihr Körper alle notwendigen Nährstoffe erhält, um optimal zu funktionieren.

Jetzt könnten Sie denken, dass diese Art zu essen Ihre kulinarischen Optionen einschränkt, aber das Gegenteil ist der Fall. Die Welt der diabetesfreundlichen Küche ist reich an Möglichkeiten und Innovationen. Stellen Sie sich vor, Sie erkunden neue Geschmäcker mit exotischen Gewürzen, entdecken die süße Vielfalt von natürlichem Obst oder genießen die herzhafte Güte von nährstoffreichen Samen und Nüssen.

Lassen Sie sich von der diabetesfreundlichen Küche inspirieren, um Ihre Mahlzeiten umzugestalten. Es ist eine Einladung, traditionelle Rezepte neu zu interpretieren, indem Sie gesündere Zutaten einsetzen und kreative Kochtechniken anwenden. Es ist eine Chance, Ihre Küche zu einem Ort der Entdeckung, Gesundheit und Freude zu machen.

Grundlagen des Diabetes: Verständnis, wie Nahrung den Blutzuckerspiegel beeinflusst.

Um die diabetesfreundliche Küche vollständig zu würdigen und zu verstehen, ist es unerlässlich, sich mit den Grundlagen des Diabetes vertraut zu machen und insbesondere zu erkennen, wie die Nahrung unseren Blutzuckerspiegel beeinflusst. Diese Kenntnis ist der Schlüssel, um informierte Entscheidungen über unsere Ernährung zu treffen, die nicht nur den Gaumen erfreuen, sondern auch unsere Gesundheit fördern.

Diabetes mellitus ist eine Erkrankung, bei der der Körper Schwierigkeiten hat, den Blutzuckerspiegel zu regulieren, was zu einem chronisch erhöhten Blutzucker führt. Dieser Zustand entsteht entweder, weil der Körper nicht genug Insulin produziert (Typ-1-Diabetes) oder weil die Zellen gegenüber dem Insulin resistent geworden sind (Typ-2-Diabetes). In beiden Fällen spielt die Ernährung eine entscheidende Rolle bei der Verwaltung der Krankheit.

Die Nahrung, die wir zu uns nehmen, beeinflusst unseren Blutzuckerspiegel direkt. Kohlenhydrate werden im Körper in Glukose umgewandelt, die Hauptenergiequelle, die unser Blut an unsere Zellen liefert. Daher führt der Verzehr von Kohlenhydraten zum Anstieg des Blutzuckerspiegels, wobei der Anstieg von der Art der verzehrten Kohlenhydrate abhängt. Wie bereits erwähnt, führen einfache Kohlenhydrate zu schnelleren und höheren Anstiegen im Vergleich zu komplexen Kohlenhydraten.

Ein tieferes Verständnis des Glykämischen Indexes (GI), der misst, wie schnell Lebensmittel den Blutzuckerspiegel anheben, kann bei der Auswahl von Lebensmitteln helfen. Lebensmittel mit einem niedrigen GI werden langsamer verdaut und absorbiert, was zu einem langsameren und geringeren Anstieg des Blutzuckerspiegels führt.

Eine ernährungsbewusste Person kann diesen Index nutzen, um Lebensmittel auszuwählen, die eine stabilere Blutzuckerkontrolle unterstützen.

Doch die Wirkung der Nahrung auf den Blutzuckerspiegel ist nur ein Teil der Geschichte. Der Gesamtkontext der Mahlzeit – einschließlich des Gleichgewichts zwischen Kohlenhydraten, Fetten und Proteinen sowie der Gesamtkalorienaufnahme – beeinflusst ebenfalls, wie der Körper auf die aufgenommene Nahrung reagiert. Proteine und Fette verlangsamen beispielsweise die Verdauung, was zu einer verzögerten Freisetzung von Glukose in den Blutkreislauf führt und somit einen stabileren Blutzuckerspiegel fördert.

Die Herausforderung und zugleich die Kunst der Ernährung bei Diabetes besteht darin, ein tiefes Verständnis dafür zu entwickeln, wie verschiedene Lebensmittel und Mahlzeitenzusammensetzungen den Körper beeinflussen, und dieses Wissen anzuwenden, um den Blutzuckerspiegel effektiv zu managen. Dies erfordert eine bewusste Wahrnehmung der Nahrungsauswahl, eine Aufmerksamkeit für Portionsgrößen und ein Verständnis dafür, wie die eigene Körperreaktion auf verschiedene Nahrungsmittel ist.

Kapitel 1: Wesentliches zur Diabetes-Verwaltung

Zehn Tipps zur Kontrolle des Diabetes

Die Beherrschung Ihres Blutzuckerspiegels ist eine Kunst, die sowohl Wissen als auch Erfahrung erfordert. Es ist eine Reise, die mit Einsicht in Ihren Körper und wie er auf verschiedene Einflüsse reagiert, beginnt. Dieses Kapitel ist darauf ausgerichtet, Ihnen praktische und durchdachte Ratschläge anzubieten, die Ihnen helfen, einen ausgewogenen und gesunden Lebensstil zu pflegen.

Erstens, die Bedeutung der Selbstüberwachung kann nicht genug betont werden. Ein tiefes Verständnis Ihres eigenen Körpers und wie er auf Nahrung, Aktivität und Medikamente reagiert, ist entscheidend. Dies bedeutet, regelmäßige Blutzuckermessungen zu einem festen Bestandteil Ihres Tages zu machen. Diese Daten bieten Ihnen wertvolle Einblicke, die es Ihnen ermöglichen, Muster zu erkennen und entsprechend Anpassungen vorzunehmen.

Zweitens, eine ausgewogene Ernährung ist Ihr bester Verbündeter. Die Integration einer Vielzahl von Lebensmitteln in Ihre Mahlzeiten gewährleistet, dass Ihr Körper alle Nährstoffe erhält, die er benötigt, um optimal zu funktionieren. Konzentrieren Sie sich auf Vollkornprodukte, mageres Eiweiß, gesunde Fette und eine Fülle von Obst und Gemüse. Jedes Nahrungsmittel wirkt sich anders auf Ihren Blutzuckerspiegel aus, also ist Vielfalt nicht nur die Würze des Lebens, sondern auch ein Schlüssel zu besserer Gesundheit.

Drittens, regelmäßige körperliche Aktivität spielt eine entscheidende Rolle bei der Aufrechterhaltung eines ausgeglichenen Blutzuckerspiegels. Bewegung hilft nicht nur, überschüssige Glukose als Energie zu verbrennen, sondern verbessert auch die Insulinsensitivität Ihres Körpers. Finden Sie eine Aktivität, die Ihnen Freude bereitet, und machen Sie sie zu einem festen Bestandteil Ihres Alltags.

Viertens, das Wissen um die Auswirkungen von Kohlenhydraten ist unerlässlich. Nicht alle Kohlenhydrate sind gleich geschaffen. Verstehen Sie den Unterschied zwischen einfachen und komplexen Kohlenhydraten und wie sie Ihren Blutzuckerspiegel beeinflussen, kann Ihnen helfen, bewusstere Entscheidungen zu treffen.

Fünftens, Hydratation sollte nicht übersehen werden. Wasser spielt eine entscheidende Rolle bei der Regulierung des Blutzuckerspiegels. Es hilft, überschüssige Glukose über die Nieren auszuscheiden und sorgt für eine ordnungsgemäße Funktion des Stoffwechsels.

Sechstens, Stressmanagement ist ein wichtiger Aspekt bei der Kontrolle Ihres Blutzuckers. Stress kann zu einem Anstieg des Blutzuckerspiegels führen, daher ist es wichtig, Techniken zu finden, die Ihnen helfen, Stress effektiv zu bewältigen.

Siebtens, ausreichender Schlaf ist von entscheidender Bedeutung. Mangel an Schlaf kann die Insulinsensitivität beeinträchtigen und zu einem erhöhten Blutzuckerspiegel führen. Achten Sie darauf, jede Nacht genügend Ruhe zu bekommen.

Achtens, die Bedeutung regelmäßiger medizinischer Untersuchungen kann nicht genug betont werden. Engagieren Sie sich in Ihrer eigenen Gesundheitsversorgung und arbeiten Sie eng mit Ihrem Gesundheitsteam zusammen, um sicherzustellen, dass Ihr Behandlungsplan optimal ist.

Neuntens, seien Sie achtsam mit Alkohol. Verstehen Sie, wie Alkohol Ihren Blutzuckerspiegel beeinflussen kann und konsumieren Sie ihn in Maßen.

Zehntens, Bildung ist die mächtigste Waffe im Kampf gegen unkontrollierte Blutzuckerspiegel. Je mehr Sie lernen, desto besser können Sie Entscheidungen treffen, die Ihre Gesundheit fördern.

Jeder dieser Tipps ist ein Schritt auf dem Weg zu einer besseren Kontrolle über Ihren Blutzuckerspiegel, was zu einer höheren Lebensqualität und einem gesünderen Ich führt.

Verständnis des glykämischen Index

Ein fundiertes Verständnis des glykämischen Index ist wesentlich, um die Wechselwirkung zwischen Ernährung und Blutzuckerspiegel zu erfassen. Diese Maßeinheit, die reflektiert, wie schnell Kohlenhydrate in Glukose umgewandelt werden, ist ein Schlüsselindikator für die Auswahl von Lebensmitteln, die eine ausgeglichene Blutzuckerreaktion fördern.

Lebensmittel werden auf einer Skala von niedrig bis hoch eingestuft, basierend darauf, wie sie den Blutzuckerspiegel beeinflussen. Nahrungsmittel mit einem niedrigen Wert sind vorzuziehen, da sie zu einem langsameren Anstieg der Blutzuckerwerte führen und somit eine stabilere Energieversorgung bieten. Diese umfassen unter anderem Vollkornprodukte, bestimmte Obst- und Gemüsesorten sowie Hülsenfrüchte.

Die Verwendung dieser Kennzahl als Wegweiser in Ihrer Ernährungsplanung erfordert ein Umdenken – weg von der Vermeidung bestimmter Nahrungsmittel hin zu einem ganzheitlichen Ansatz, bei dem die Gesamtzusammensetzung Ihrer Mahlzeiten im Vordergrund steht. Es geht darum, ein harmonisches Zusammenspiel zwischen verschiedenen Nahrungsmitteln zu schaffen, das nicht nur den Glukosespiegel, sondern auch die allgemeine Gesundheit unterstützt.

Es ist ebenso entscheidend, den Kontext zu beachten, in dem Lebensmittel konsumiert werden. Die Kombination von Nahrungsmitteln kann den Gesamteffekt auf den Blutzuckerspiegel beeinflussen. Eine ausgewogene Mahlzeit, die Proteine, Fette und Kohlenhydrate enthält, kann zu einer gleichmäßigeren und gesünderen Glukosefreisetzung führen.

Die Auseinandersetzung mit dem glykämischen Index dient nicht nur der Kontrolle des Glukosespiegels, sondern erweitert auch das Verständnis dafür, wie Nahrungsmittel den Körper auf vielfältige Weise beeinflussen. Dieses Wissen befähigt zu bewussten Entscheidungen, die langfristig zu einem gesünderen Lebensstil und verbessertem Wohlbefinden führen.

Durch die Einbettung dieses Konzepts in den Alltag eröffnen sich neue Möglichkeiten, die Küche kreativ und gesundheitsfördernd zu gestalten. Es ermöglicht eine tiefere Verbindung mit den Nahrungsmitteln, die wir essen, und fördert eine Ernährungsweise, die nicht nur den Gaumen erfreut, sondern auch den Körper nährt und schützt.

Einführung in Schlüsselstrategien für ein effektives Diabetesmanagement

Ein umfassendes Diabetesmanagement erfordert ein tiefgehendes Verständnis und die Anwendung zielgerichteter Strategien, die über die bloße Überwachung des Blutzuckerspiegels hinausgehen. Es handelt sich um einen ganzheitlichen Ansatz, der Ernährung, körperliche Bewegung, mentale Gesundheit und medizinische Betreuung umfasst, um das Wohlbefinden zu maximieren und das Risiko von Komplikationen zu minimieren.

Erstens ist eine individualisierte Ernährungsplanung von entscheidender Bedeutung. Die Ernährung sollte auf die persönlichen Präferenzen, Lebensumstände und gesundheitlichen Ziele abgestimmt sein, um Nachhaltigkeit und Effektivität zu gewährleisten. Ein ausgewogener Ernährungsplan, der reich an nährstoffdichten Lebensmitteln ist, unterstützt nicht nur die Blutzuckerkontrolle, sondern fördert auch die allgemeine Gesundheit.

Zweitens ist regelmäßige körperliche Aktivität ein Eckpfeiler des Diabetesmanagements. Bewegung verbessert nicht nur die Insulinempfindlichkeit und unterstützt die Regulierung des Blutzuckerspiegels, sondern trägt auch zur Herzgesundheit bei, steigert die Energie und fördert das emotionale Wohlbefinden. Das Finden einer Aktivitätsform, die Freude bereitet, ist essentiell, um Langfristigkeit und Beständigkeit in der Routine zu sichern.

Drittens spielt die mentale Gesundheit eine zentrale Rolle im Management des Diabetes. Stress und emotionale Belastungen können die Blutzuckerwerte beeinflussen und die Einhaltung eines gesunden Lebensstils erschweren. Strategien zur Stressbewältigung, wie Meditation, Achtsamkeitsübungen oder die Pflege sozialer Kontakte, sind wesentliche Komponenten, die in ein umfassendes Behandlungsregime integriert werden sollten.

Viertens ist eine regelmäßige medizinische Überwachung unerlässlich, um den Gesundheitszustand zu überwachen und die Therapie bei Bedarf anzupassen. Dazu gehören regelmäßige Besuche bei Gesundheitsdienstleistern, Überwachung der Blutzuckerwerte und andere relevante Tests, um den Erfolg des Managements zu bewerten und proaktiv auf Veränderungen zu reagieren.

Zuletzt ist das Selbstmanagement eine Schlüsselkomponente. Die Schulung und das Empowerment von Menschen mit Diabetes, um ihr eigenes Wohlergehen zu übernehmen, verstärkt die Effektivität aller anderen Strategien. Die Entwicklung von Fähigkeiten zur Selbstbeobachtung, Entscheidungsfindung und Problemlösung ermöglicht es Einzelpersonen, informierte Entscheidungen über ihre Gesundheit zu treffen.

Kapitel 2: Diabetesfreundliche Kochtechniken

Gesunde Kochmethoden

Die Zubereitung von Mahlzeiten, die sowohl nahrhaft als auch förderlich für die Blutzuckerkontrolle sind, ist eine Kunst, die mit Wissen und Kreativität gemeistert werden kann. Gesunde Kochmethoden bilden das Herzstück der diabetesfreundlichen Küche, wobei das Ziel darin besteht, den natürlichen Geschmack und die Nährstoffe der Zutaten zu bewahren, während Gerichte kreiert werden, die sowohl den Gaumen erfreuen als auch den Körper nähren.

Das Dämpfen von Gemüse ist eine solche Methode, die die Struktur und die vitalen Nährstoffe der Lebensmittel erhält, ohne zusätzliche Fette oder Öle hinzuzufügen. Diese Technik bewahrt nicht nur die Farbe und den Geschmack, sondern hilft auch, den natürlichen Zucker, der in vielen Gemüsesorten enthalten ist, zu bewahren, was zu einem ausgewogeneren Blutzuckerspiegel beiträgt.

Das Braten in der Pfanne, wenn es mit minimaler Menge an hochwertigem Öl wie Oliven- oder Avocadoöl durchgeführt wird, kann eine Vielzahl von Aromen hervorbringen, ohne die Kalorienzufuhr unnötig zu erhöhen. Die Verwendung von Gewürzen und Kräutern statt Salz oder Zucker zur Geschmacksverstärkung verwandelt einfache Zutaten in exquisite Gerichte und betont die natürliche Güte jeder Zutat.

Das Backen ist eine weitere hervorragende Methode, um eine breite Palette von Zutaten zuzubereiten, von herzhaften Gemüsegerichten bis hin zu saftigen Proteinen. Durch das Backen im eigenen Saft bewahren die Lebensmittel ihre Feuchtigkeit und Nährstoffe, was die Notwendigkeit, überschüssige Fette oder Saucen hinzuzufügen, eliminiert und eine gesündere Mahlzeit ermöglicht.

Das Schmoren und langsame Garen von Speisen ermöglicht es, tiefgreifende Aromen zu entwickeln und Zutaten wie zähes Fleisch oder faseriges Gemüse zart und schmackhaft zu machen. Diese Methoden erlauben eine bessere Kontrolle über den Kochprozess und verhindern die schnelle Zersetzung empfindlicher Nährstoffe, was besonders bei der Zubereitung von komplexen Gerichten von Vorteil ist.

Ein innovativer Ansatz in der modernen Küche ist die Verwendung von Rohkost. Obwohl nicht alle Lebensmittel roh verzehrt werden sollten, bietet die Integration von rohen Elementen in die Mahlzeiten eine Fülle von Enzymen, Vitaminen und Mineralien, die beim Kochen verloren gehen können. Salate, frische Säfte und Smoothies sind hervorragende Beispiele, wie Rohkost genossen werden kann, um den Körper mit lebenswichtigen Nährstoffen zu versorgen.

Die Kunst des Einlegens und Fermentierens bietet nicht nur eine Palette an Geschmackserlebnissen, sondern auch gesundheitliche Vorteile, insbesondere für die Darmgesundheit. Eingelegtes Gemüse oder fermentierte Lebensmittel wie Kimchi oder Sauerkraut bereichern Mahlzeiten mit Probiotika, die für eine gesunde Verdauung und eine effektive Nährstoffaufnahme unerlässlich sind.

In der diabetesfreundlichen Küche ist die Verwendung von Fett nicht verboten, sondern wird kunstvoll gehandhabt. Das Wählen von ungesättigten Fetten über gesättigte Fette und das Bewusstsein für die Menge können dazu beitragen, das Herz zu schützen und den Blutzuckerspiegel zu stabilisieren. Das Beträufeln eines Salats mit einem Spritzer hochwertigem Olivenöl oder das Hinzufügen einiger Nüsse oder Samen zu einem Gericht kann die Aufnahme fettlöslicher Vitamine fördern und dem Körper essentielle Fettsäuren liefern.

Geschmackvoll ohne Zucker

Die Herausforderung, köstliche und befriedigende Gerichte ohne den Einsatz von raffiniertem Zucker zuzubereiten, eröffnet eine neue Dimension der kulinarischen Kreativität. Geschmackvoll zu kochen, ohne sich auf Zucker zu stützen, ist nicht nur für die Blutzuckerkontrolle vorteilhaft, sondern fördert auch eine allgemein gesündere Ernährung.

Die Natur bietet eine Fülle von Zutaten, die eine natürliche Süße mitbringen, ohne die negativen Auswirkungen auf den Blutzuckerspiegel, die raffinierter Zucker mit sich bringt. Früchte wie Beeren, Äpfel und Birnen können Süße und Charakter zu einer Vielzahl von Gerichten hinzufügen, von Frühstücksoptionen bis zu Desserts. Nicht nur liefern sie eine angenehme Süße, sondern auch essenzielle Vitamine, Ballaststoffe und Antioxidantien.

Darüber hinaus gibt es zahlreiche natürliche Süßungsmittel, die als Ersatz für raffinierten Zucker dienen können. Honig, Ahornsirup, Agavendicksaft oder Datteln sind Alternativen, die nicht nur Süße, sondern auch ein einzigartiges Aroma und zusätzliche Nährstoffe bieten. Es ist jedoch wichtig, diese in Maßen zu verwenden, da sie den Blutzuckerspiegel beeinflussen können.

Die Verwendung von Gewürzen und Kräutern ist eine weitere Methode, um Geschmack zu intensivieren, ohne auf Zucker zurückgreifen zu müssen. Zimt, Vanille, Muskat und Kardamom können eine süße Nuance verleihen, ohne den Zuckeranteil zu erhöhen. Diese Gewürze fügen nicht nur Geschmack hinzu, sondern bringen auch ihre eigenen gesundheitlichen Vorteile mit.

Essig und Zitrusfrüchte sind hervorragende Zutaten, um Süße in Salaten, Saucen und sogar in einigen Desserts auszugleichen. Ein Spritzer Zitronen- oder Limettensaft kann die Geschmacksprofile eines Gerichts verstärken und die Notwendigkeit, zusätzlichen Zucker hinzuzufügen, reduzieren.

Das Rösten von Gemüse ist eine weitere Technik, die deren natürliche Süße hervorhebt. Durch das Rösten karamellisieren die natürlichen Zucker im Gemüse, was zu einer intensiveren Geschmackserfahrung führt. Dies kann eine ausgezeichnete Möglichkeit sein, die Tiefe und Komplexität eines Gerichts zu steigern, ohne auf zusätzlichen Zucker angewiesen zu sein.

Lebensmittel zum Essen

In der diabetesfreundlichen Küche ist es entscheidend, Lebensmittel zu wählen, die den Blutzuckerspiegel stabil halten und gleichzeitig den Körper mit notwendigen Nährstoffen versorgen. Eine gut abgestimmte Auswahl an Lebensmitteln bildet die Grundlage für eine nahrhafte und ausgewogene Ernährung, die den Anforderungen des Körpers gerecht wird und das Wohlbefinden fördert.

Vollkornprodukte stehen an vorderster Front, wenn es um die Wahl von Kohlenhydratquellen geht. Sie sind reich an Ballaststoffen, die eine langsamere Zuckerfreisetzung ins Blut bewirken und somit Blutzuckerspitzen vermeiden helfen. Quinoa, brauner Reis, Vollkornpasta und -brot sind Beispiele für Vollkornprodukte, die in den täglichen Speiseplan integriert werden können.

Hülsenfrüchte wie Linsen, Bohnen und Kichererbsen sind nahrhafte Kraftpakete, die nicht nur als gute Eiweißquellen dienen, sondern auch reich an Ballaststoffen und niedrig im glykämischen Index sind. Sie bieten eine hervorragende Möglichkeit, Mahlzeiten sättigend und gesund zu gestalten.

Gemüse sollte den Hauptteil jeder Mahlzeit ausmachen, insbesondere Sorten, die reich an Ballaststoffen und arm an Kohlenhydraten sind, wie Blattgemüse, Brokkoli, Paprika und Zucchini. Diese Nahrungsmittel liefern essenzielle Vitamine und Mineralien und tragen dazu bei, den Körper zu nähren und gleichzeitig die Zuckeraufnahme zu kontrollieren.

Proteine sind ein weiterer wesentlicher Bestandteil einer ausgewogenen Ernährung. Sie tragen zur Sättigung bei und haben eine geringere Wirkung auf den Blutzuckerspiegel im Vergleich zu Kohlenhydraten. Mageres Fleisch, Fisch, Geflügel, Tofu und Eier sind hervorragende Proteinquellen, die in die Ernährung eingebaut werden sollten.

Gesunde Fette sind unerlässlich für die Aufnahme fettlöslicher Vitamine und die Gesundheit des Herz-Kreislauf-Systems. Avocados, Nüsse, Samen und hochwertige Öle wie Olivenöl liefern wertvolle ungesättigte Fette, die zur Energiegewinnung beitragen und das Sättigungsgefühl fördern.

Zu guter Letzt sind Milchprodukte oder ihre pflanzlichen Alternativen ein wichtiger Bestandteil einer ausgewogenen Ernährung. Sie liefern Kalzium, Protein und weitere Nährstoffe. Es empfiehlt sich, Versionen mit niedrigem Fettgehalt oder ungesüßte Pflanzenmilch zu wählen, um den Zusatz von Zucker und gesättigten Fetten zu minimieren.

Indem Sie diese Lebensmittel in Ihren täglichen Ernährungsplan integrieren, schaffen Sie eine solide Basis für eine Ernährung, die nicht nur Ihren Blutzuckerspiegel unterstützt, sondern auch Ihre allgemeine Gesundheit fördert und Ihr Wohlbefinden steigert. Es geht darum, eine Vielfalt von nahrhaften Lebensmitteln zu genießen, die zusammenarbeiten, um Körper und Geist zu nähren.

Zu vermeidende Lebensmittel

Bei der Gestaltung einer diabetesfreundlichen Ernährung ist es genauso wichtig zu wissen, welche Lebensmittel es zu vermeiden gilt, wie jene zu kennen, die gefördert werden. Bestimmte Nahrungsmittel können den Blutzuckerspiegel schnell in die Höhe treiben, was für Menschen, die ihren Diabetes managen möchten, ungünstig ist. Das Vermeiden oder Einschränken dieser Lebensmittel kann helfen, den Blutzuckerspiegel zu stabilisieren und das allgemeine Wohlbefinden zu unterstützen.

Hochverarbeitete Lebensmittel stehen oft im Vordergrund der zu vermeidenden Nahrungsmittel. Sie enthalten häufig zugesetzten Zucker, ungesunde Fette und eine hohe Menge an einfachen Kohlenhydraten, die den Blutzucker schnell ansteigen lassen. Dazu zählen Fast Food, Süßigkeiten, Gebäck und viele Fertiggerichte.

Einfache Kohlenhydrate, wie sie in weißem Brot, weißem Reis und herkömmlichen Nudeln gefunden werden, sollten zugunsten ihrer Vollkornvarianten gemieden werden. Diese einfachen Kohlenhydrate werden schnell in Zucker umgewandelt und können zu unerwünschten Blutzuckerspitzen führen.

Zuckerhaltige Getränke wie Limonaden, Fruchtsäfte und süße Cocktails sind ebenfalls zu vermeiden, da sie eine erhebliche Menge an Zucker enthalten, der direkt in den Blutkreislauf gelangt und den Blutzuckerspiegel schnell erhöht. Wasser, ungesüßter Tee oder Kaffee sind gesündere Alternativen.

Frittierte Lebensmittel und solche mit hohem Gehalt an Trans- oder gesättigten Fetten können den Blutzuckerspiegel indirekt beeinflussen, indem sie Entzündungen fördern und die Insulinresistenz erhöhen. Stattdessen ist es ratsam, Zubereitungsmethoden zu wählen, die weniger oder gesündere Fette verwenden.

Es ist ebenfalls ratsam, auf Lebensmittel mit künstlichen Süßstoffen zu achten. Obwohl sie nicht direkt den Blutzucker erhöhen, können sie den Appetit und die Vorlieben für süße Geschmäcker beeinflussen und somit indirekt das Ernährungsverhalten und die Glukosekontrolle beeinträchtigen.

Kapitel 3: Rezepte

Frühstück

Frühstück: Ballaststoffreiche Smoothies

Avocado-Beeren-Smoothie

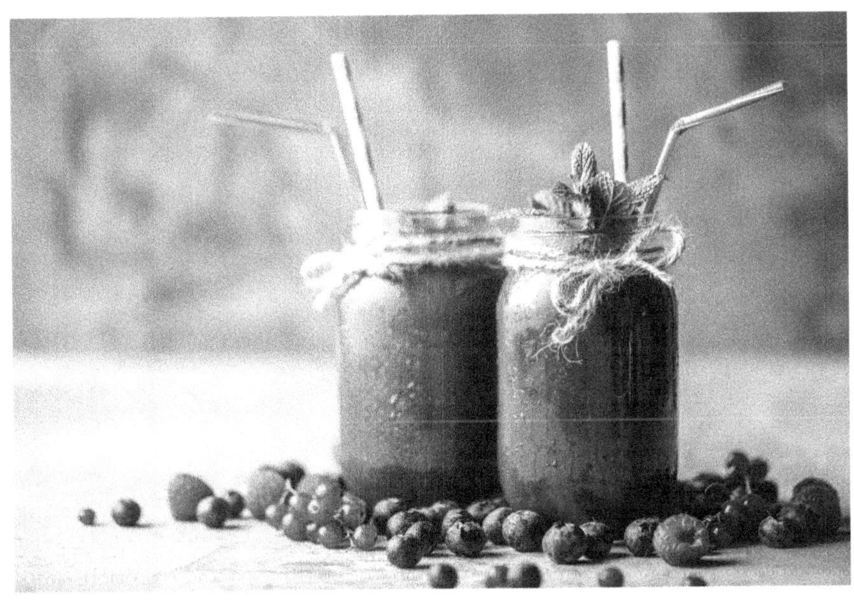

Zubereitungszeit: 10 Minuten | Kochzeit: 0 Minuten | Portionen: 2

Schwierigkeiten: Einfach

Zutaten:

- 1 reife Avocado, entkernt und geschält
- 1 Tasse gemischte Beeren (frisch oder gefroren)
- 1 Banane
- 2 Esslöffel Chiasamen
- 2 Tassen Spinat
- 300 ml Mandelmilch, ungesüßt

Zubereitung:

1. Die Avocado, Beeren, Banane und Chiasamen in den Mixer geben.

2. Spinat und Mandelmilch hinzufügen.

3. Alles auf hoher Stufe glatt pürieren.

4. Bei Bedarf mit etwas Wasser oder zusätzlicher Mandelmilch auf die gewünschte Konsistenz verdünnen.

5. In Gläser füllen und sofort servieren.

Nährwerte (pro Portion): Kalorien: 350 | Fett: 15g | Kohlenhydrate: 45g | Protein: 8g

Grüner Kraft-Smoothie

Zubereitungszeit: 10 Minuten | Kochzeit: 0 Minuten | Portionen: 2

Schwierigkeiten: Einfach

Zutaten:

- 1 Tasse frischer Grünkohl, gehackt
- 1 grüner Apfel, entkernt und gehackt
- 1/2 Gurke, geschält und gehackt
- 2 Esslöffel gemahlene Leinsamen
- 1 Stück frischer Ingwer (ca. 2 cm), geschält
- 400 ml Kokoswasser

Zubereitung:

1. Grünkohl, Apfel und Gurke in den Mixer geben.

2. Gemahlene Leinsamen und Ingwer hinzufügen.

3. Mit Kokoswasser auffüllen.

4. Alles gründlich mixen, bis die Mischung glatt ist.

5. In Gläser füllen und umgehend genießen.

Nährwerte (pro Portion): Kalorien: 180 | Fett: 4g | Kohlenhydrate: 30g | Protein: 5g

Karotte-Ingwer-Smoothie

Zubereitungszeit: 10 Minuten | Kochzeit: 0 Minuten | Portionen: 2

Schwierigkeiten: Einfach

Zutaten:

- 2 große Karotten, geschält und in Stücke geschnitten
- 1 Apfel, entkernt und gehackt
- 1/2 Orange, geschält und in Stücke geschnitten

- 2 cm frischer Ingwer, geschält
- 2 Esslöffel Haferflocken
- 350 ml kaltes Wasser oder pflanzliche Milch

Zubereitung:

1. Karotten, Apfel und Orange in den Mixer geben.
2. Ingwer und Haferflocken hinzufügen.
3. Mit Wasser oder pflanzlicher Milch auffüllen.
4. Alles bis zur gewünschten Konsistenz pürieren.
5. In Gläser füllen und sofort servieren.

Nährwerte (pro Portion): Kalorien: 220 | Fett: 3g | Kohlenhydrate: 48g | Protein: 4g

Beeren-Hafer-Smoothie

Zubereitungszeit: 10 Minuten | Kochzeit: 0 Minuten | Portionen: 2

Schwierigkeiten: Einfach

Zutaten:

- 1 Tasse gemischte Beeren (frisch oder gefroren)
- 1/4 Tasse rohe Haferflocken
- 1 Banane
- 2 Esslöffel gemahlene Leinsamen
- 1/2 Teelöffel Zimt
- 400 ml Mandelmilch, ungesüßt

Zubereitung:

1. Beeren, Haferflocken und Banane in den Mixer geben.
2. Leinsamen und Zimt hinzufügen.
3. Mit Mandelmilch auffüllen.
4. Mixen, bis die Mischung glatt ist.
5. In Gläser füllen und gleich genießen.

Nährwerte (pro Portion): Kalorien: 300 | Fett: 7g | Kohlenhydrate: 53g | Protein: 8g

Tropischer Mango-Spinat-Smoothie

Zubereitungszeit: 10 Minuten | Kochzeit: 0 Minuten | Portionen: 2

Schwierigkeiten: Einfach

Zutaten:

- 1 reife Mango, geschält und gewürfelt
- 2 Tassen Spinat
- 1 Banane
- 2 Esslöffel Chiasamen
- 1/2 Teelöffel Kurkuma
- 400 ml Kokoswasser

Zubereitung:

1. Mango, Spinat und Banane in den Mixer geben.
2. Chiasamen und Kurkuma hinzufügen.
3. Mit Kokoswasser auffüllen.
4. Alles bis zur gewünschten Glätte mixen.
5. In Gläser füllen und sofort servieren.

Nährwerte (pro Portion): Kalorien: 290 | Fett: 5g | Kohlenhydrate: 55g | Protein: 6g

Birnen-Nuss-Smoothie

Zubereitungszeit: 10 Minuten | Kochzeit: 0 Minuten | Portionen: 2

Schwierigkeiten: Einfach

Zutaten:

- 2 reife Birnen, entkernt und gehackt
- 2 Esslöffel Walnüsse
- 1/4 Tasse Haferflocken
- 1 Teelöffel Chiasamen
- 1/2 Teelöffel Vanilleextrakt
- 400 ml Reismilch, ungesüßt

Zubereitung:

1. Birnen, Walnüsse und Haferflocken in den Mixer geben.
2. Chiasamen und Vanilleextrakt hinzufügen.
3. Mit Reismilch auffüllen.
4. Alles gründlich mixen, bis der Smoothie glatt ist.
5. In Gläser füllen und sofort genießen.

Nährwerte (pro Portion): Kalorien: 290 | Fett: 10g | Kohlenhydrate: 45g | Protein: 6g

Zubereitungszeit: 10 Minuten | Kochzeit: 0 Minuten | Portionen: 2

Schwierigkeiten: Einfach

Zutaten:

- 2 Äpfel, entkernt und gehackt
- 1 Banane
- 1/4 Teelöffel Zimt
- 2 Esslöffel gemahlene Mandeln
- 1 Teelöffel Leinsamen
- 400 ml Hafermilch

Zubereitung:

1. Äpfel, Banane und Zimt in den Mixer geben.
2. Gemahlene Mandeln und Leinsamen hinzufügen.
3. Mit Hafermilch auffüllen.
4. Alles zu einer glatten Konsistenz mixen.
5. In Gläser abfüllen und frisch servieren.

Nährwerte (pro Portion): Kalorien: 250 | Fett: 7g | Kohlenhydrate: 42g | Protein: 5g

Zubereitungszeit: 10 Minuten | Kochzeit: 0 Minuten | Portionen: 2

Schwierigkeiten: Einfach

Zutaten:

- 1 Tasse frischer Spinat
- 1 reife Mango, geschält und gewürfelt
- 1 Banane
- 1 Esslöffel Kokosflocken
- 1 Teelöffel Chiasamen
- 400 ml Kokoswasser

Zubereitung:

1. Spinat, Mango und Banane in den Mixer geben.
2. Kokosflocken und Chiasamen hinzufügen.
3. Mit Kokoswasser auffüllen.

4. Alles gründlich mixen, bis der Smoothie cremig ist.

5. In Gläser füllen und sofort servieren.

Nährwerte (pro Portion): Kalorien: 220 | Fett: 5g | Kohlenhydrate: 43g | Protein: 3g

Himbeer-Pfirsich-Smoothie

Zubereitungszeit: 10 Minuten | Kochzeit: 0 Minuten | Portionen: 2

Schwierigkeiten: Einfach

Zutaten:

- 1 Tasse Himbeeren (frisch oder gefroren)
- 2 reife Pfirsiche, entkernt und geschnitten
- 1/4 Tasse Quinoa-Flocken
- 2 Esslöffel Hanfsamen
- 1/2 Teelöffel Zimt
- 400 ml Mandelmilch, ungesüßt

Zubereitung:

1. Himbeeren, Pfirsiche und Quinoa-Flocken in den Mixer geben.

2. Hanfsamen und Zimt hinzufügen.

3. Mit Mandelmilch auffüllen.

4. Alles zu einer glatten Konsistenz mixen.

5. In Gläser abfüllen und frisch genießen.

Nährwerte (pro Portion): Kalorien: 270 | Fett: 8g | Kohlenhydrate: 40g | Protein: 10g

Kürbis-Hafer-Smoothie

Zubereitungszeit: 10 Minuten | Kochzeit: 0 Minuten | Portionen: 2

Schwierigkeiten: Einfach

Zutaten:

- 1/2 Tasse Kürbispüree
- 1/4 Tasse rohe Haferflocken
- 1 Banane
- 1 Teelöffel Pumpkin Spice (Kürbisgewürz)
- 2 Esslöffel Ahornsirup
- 400 ml Hafermilch

Zubereitung:

1. Kürbispüree, Haferflocken, Banane und Kürbisgewürz in den Mixer geben.
2. Ahornsirup hinzufügen.
3. Mit Hafermilch auffüllen.
4. Alles zu einer gleichmäßigen, cremigen Konsistenz mixen.
5. In Gläser füllen und sofort servieren.

Nährwerte (pro Portion): Kalorien: 280 | Fett: 3g | Kohlenhydrate: 58g | Protein: 6g

Spinat-Feta-Kräuter

Zubereitungszeit: 10 Minuten | Kochzeit: 20 Minuten | Portionen: 2

Schwierigkeiten: Mittel

Zutaten:

- 4 Eier
- 1 Tasse frischer Spinat, gehackt
- 50g Feta, zerbröckelt
- 2 Frühlingszwiebeln, fein geschnitten
- 1 Knoblauchzehe, fein gehackt
- 1 EL frischer Dill, gehackt
- 1 EL Olivenöl
- Salz und Pfeffer nach Geschmack

Zubereitung:

1. Ofen auf 180°C vorheizen.
2. Eier in einer Schüssel schlagen und mit Salz und Pfeffer würzen.
3. Olivenöl in einer ofenfesten Pfanne erhitzen, Frühlingszwiebeln und Knoblauch dünsten, bis sie weich sind.
4. Spinat hinzufügen und dünsten, bis er welk ist.
5. Eiermischung über den Spinat gießen, mit Feta und Dill bestreuen.
6. Die Pfanne in den Ofen stellen und 15-20 Minuten backen, bis die Frittata fest ist.
7. Aus dem Ofen nehmen, in Portionen schneiden und servieren.

Nährwerte (pro Portion): Kalorien: 250 | Fett: 18g | Kohlenhydrate: 4g | Protein: 20g

Pilz-Kräuter

Zubereitungszeit: 15 Minuten | Kochzeit: 20 Minuten | Portionen: 2

Schwierigkeiten: Mittel

Zutaten:

- 4 Eier
- 1 Tasse Champignons, in Scheiben geschnitten

- 1/4 Tasse Zwiebel, gewürfelt
- 1 Knoblauchzehe, fein gehackt
- 2 EL Petersilie, gehackt
- 1 EL Thymian, frisch, gehackt
- 2 EL Olivenöl
- Salz und Pfeffer nach Geschmack

Zubereitung:

1. Ofen auf 180°C vorheizen.
2. Eier verquirlen, mit Salz und Pfeffer würzen und beiseite stellen.
3. Olivenöl in einer ofenfesten Pfanne erhitzen, Zwiebeln und Knoblauch dünsten.
4. Champignons hinzufügen und kochen, bis sie weich sind.
5. Kräuter unterrühren und die Eiermischung über die Pilze gießen.
6. Die Pfanne in den Ofen geben und 15-20 Minuten backen, bis die Frittata gestockt ist.
7. In Portionen schneiden und servieren.

Nährwerte (pro Portion): Kalorien: 260 | Fett: 20g | Kohlenhydrate: 6g | Protein: 16g

Tomaten-Basilikum

Zubereitungszeit: 10 Minuten | Kochzeit: 15 Minuten | Portionen: 2

Schwierigkeiten: Einfach

Zutaten:

- 4 Eier
- 1/2 Tasse Kirschtomaten, halbiert
- 1/4 Tasse Mozzarella, gewürfelt
- 2 EL frischer Basilikum, gehackt
- 1 EL Olivenöl
- Salz und Pfeffer nach Geschmack

Zubereitung:

1. Ofen auf 180°C vorheizen.
2. Eier in einer Schüssel schlagen, mit Salz und Pfeffer würzen.
3. Olivenöl in einer ofenfesten Pfanne erhitzen und Tomaten einige Minuten anbraten.
4. Eiermischung über die Tomaten gießen, mit Mozzarella und Basilikum bestreuen.
5. Die Pfanne in den Ofen stellen und 15 Minuten backen, bis die Frittata fest ist.
6. Aus dem Ofen nehmen, in Portionen schneiden und servieren.

Nährwerte (pro Portion): Kalorien: 230 | Fett: 17g | Kohlenhydrate: 4g | Protein: 17g

Süßkartoffel-Kräuter

Zubereitungszeit: 15 Minuten | Kochzeit: 25 Minuten | Portionen: 2

Schwierigkeiten: Mittel

Zutaten:

- 4 Eier
- 1/2 Tasse Süßkartoffel, gewürfelt und vorgekocht
- 1/4 Tasse rote Paprika, gewürfelt
- 2 EL Schnittlauch, gehackt
- 1 EL Rosmarin, gehackt
- 2 EL Olivenöl
- Salz und Pfeffer nach Geschmack

Zubereitung:

1. Ofen auf 180°C vorheizen.
2. Eier verquirlen, mit Salz und Pfeffer würzen und beiseite stellen.
3. Olivenöl in einer ofenfesten Pfanne erhitzen, Süßkartoffel und Paprika dünsten.
4. Eiermischung über das Gemüse gießen, mit Schnittlauch und Rosmarin bestreuen.
5. Pfanne in den Ofen geben und 20-25 Minuten backen, bis die Frittata fest ist.
6. Aus dem Ofen nehmen, in Portionen schneiden und servieren.

Nährwerte (pro Portion): Kalorien: 280 | Fett: 19g | Kohlenhydrate: 14g | Protein: 14g

Zucchini-Kräuter

Zubereitungszeit: 10 Minuten | Kochzeit: 20 Minuten | Portionen: 2

Schwierigkeiten: Einfach

Zutaten:

- 4 Eier
- 1 Tasse Zucchini, geraspelt
- 1/4 Tasse Feta, zerbröckelt
- 2 EL Koriander, gehackt
- 1 EL Minze, gehackt
- 2 EL Olivenöl

- Salz und Pfeffer nach Geschmack

Zubereitung:

1. Ofen auf 180°C vorheizen.
2. Eier in einer Schüssel schlagen, mit Salz und Pfeffer würzen.
3. Olivenöl in einer ofenfesten Pfanne erhitzen, geraspelte Zucchini dünsten, bis sie weich ist.
4. Eiermischung über die Zucchini gießen, mit Feta, Koriander und Minze bestreuen.
5. Pfanne in den Ofen geben und 15-20 Minuten backen, bis die Frittata fest ist.
6. Aus dem Ofen nehmen, in Portionen schneiden und servieren.

Nährwerte (pro Portion): Kalorien: 260 | Fett: 20g | Kohlenhydrate: 5g | Protein: 18g

Lachs-Dill

Zubereitungszeit: 15 Minuten | Kochzeit: 20 Minuten | Portionen: 2

Schwierigkeiten: Mittel

Zutaten:

- 4 Eier
- 100g geräucherter Lachs, in Stücke geschnitten
- 2 EL frischer Dill, gehackt
- 1/4 Tasse Frühlingszwiebeln, fein geschnitten
- 2 EL Ziegenkäse, zerbröckelt
- 1 EL Olivenöl
- Salz und Pfeffer nach Geschmack

Zubereitung:

1. Ofen auf 180°C vorheizen.
2. Eier in einer Schüssel schlagen und mit Salz und Pfeffer würzen.
3. Olivenöl in einer ofenfesten Pfanne erhitzen und Frühlingszwiebeln anbraten, bis sie weich sind.
4. Geräucherten Lachs und Dill hinzufügen und kurz mitbraten.
5. Eiermischung in die Pfanne gießen und mit Ziegenkäse bestreuen.
6. Pfanne in den Ofen stellen und 15-20 Minuten backen, bis die Frittata fest ist.
7. In Portionen schneiden und servieren.

Nährwerte (pro Portion): Kalorien: 320 | Fett: 22g | Kohlenhydrate: 3g | Protein: 26g

Zubereitungszeit: 15 Minuten | Kochzeit: 25 Minuten | Portionen: 2

Schwierigkeiten: Mittel

Zutaten:

- 4 Eier
- 1/2 Tasse Kürbis, gewürfelt und vorgegart
- 2 EL frischer Salbei, gehackt
- 1/4 Tasse Parmesan, gerieben
- 1 kleine Zwiebel, gewürfelt
- 1 EL Olivenöl
- Salz und Pfeffer nach Geschmack

Zubereitung:

1. Ofen auf 180°C vorheizen.
2. Eier in einer Schüssel schlagen und mit Salz und Pfeffer würzen.
3. Olivenöl in einer ofenfesten Pfanne erhitzen und die Zwiebel weich dünsten.
4. Kürbis und Salbei hinzufügen und einige Minuten mitbraten.
5. Eiermischung in die Pfanne gießen und mit Parmesan bestreuen.
6. Pfanne in den Ofen geben und 20-25 Minuten backen, bis die Frittata fest ist.
7. In Portionen schneiden und servieren.

Nährwerte (pro Portion): Kalorien: 290 | Fett: 20g | Kohlenhydrate: 8g | Protein: 19g

Zubereitungszeit: 10 Minuten | Kochzeit: 20 Minuten | Portionen: 2

Schwierigkeiten: Einfach

Zutaten:

- 4 Eier
- 1 Tasse grüner Spargel, in Stücke geschnitten
- 1 EL frischer Thymian, gehackt
- 1/4 Tasse Mozzarella, gewürfelt
- 1 EL Olivenöl
- Salz und Pfeffer nach Geschmack

Zubereitung:

1. Ofen auf 180°C vorheizen.

2. Eier in einer Schüssel schlagen und mit Salz und Pfeffer würzen.

3. Olivenöl in einer ofenfesten Pfanne erhitzen und den Spargel einige Minuten anbraten.

4. Thymian hinzufügen und kurz mitbraten.

5. Eiermischung über den Spargel gießen und mit Mozzarella bestreuen.

6. Pfanne in den Ofen geben und 15-20 Minuten backen, bis die Frittata fest ist.

7. In Portionen schneiden und servieren.

Nährwerte (pro Portion): Kalorien: 250 | Fett: 18g | Kohlenhydrate: 4g | Protein: 18g

Artischocken-Oliven

Zubereitungszeit: 15 Minuten | Kochzeit: 20 Minuten | Portionen: 2

Schwierigkeiten: Mittel

Zutaten:

- 4 Eier
- 1/2 Tasse Artischockenherzen, gehackt
- 1/4 Tasse schwarze Oliven, entsteint und gehackt
- 2 EL Petersilie, gehackt
- 2 EL Feta, zerbröckelt
- 1 EL Olivenöl
- Salz und Pfeffer nach Geschmack

Zubereitung:

1. Ofen auf 180°C vorheizen.

2. Eier in einer Schüssel verquirlen und mit Salz und Pfeffer würzen.

3. Olivenöl in einer ofenfesten Pfanne erhitzen und Artischocken und Oliven einige Minuten anbraten.

4. Petersilie unterrühren.

5. Eiermischung über die Artischocken und Oliven gießen und mit Feta bestreuen.

6. Pfanne in den Ofen geben und 15-20 Minuten backen, bis die Frittata fest ist.

7. In Portionen schneiden und servieren.

Nährwerte (pro Portion): Kalorien: 280 | Fett: 22g | Kohlenhydrate: 6g | Protein: 16g

Zubereitungszeit: 10 Minuten | Kochzeit: 20 Minuten | Portionen: 2

Schwierigkeiten: Einfach

Zutaten:

- 4 Eier
- 1 Tasse Brokkoli, in kleine Röschen geschnitten
- 1/4 Tasse Ricotta
- 2 EL Schnittlauch, gehackt
- 1 Knoblauchzehe, fein gehackt
- 1 EL Olivenöl
- Salz und Pfeffer nach Geschmack

Zubereitung:

1. Ofen auf 180°C vorheizen.
2. Eier in einer Schüssel verquirlen und mit Salz und Pfeffer würzen.
3. Olivenöl in einer ofenfesten Pfanne erhitzen, Knoblauch und Brokkoli anbraten, bis der Brokkoli zart ist.
4. Schnittlauch unterrühren.
5. Eiermischung in die Pfanne gießen und Ricotta in Klecksen darauf verteilen.
6. Pfanne in den Ofen stellen und 15-20 Minuten backen, bis die Frittata fest ist.
7. In Portionen schneiden und servieren.

Nährwerte (pro Portion): Kalorien: 270 | Fett: 20g | Kohlenhydrate: 6g | Protein: 20g

Gehaltvolle Salate

Quinoa-Linsen-Salat

Zubereitungszeit: 15 Minuten | Kochzeit: 20 Minuten | Portionen: 2

Schwierigkeiten: Einfach

Zutaten:

- 1 Tasse Quinoa, gekocht
- 1/2 Tasse Linsen, gekocht
- 1 rote Paprika, gewürfelt
- 1/2 Gurke, gewürfelt
- 2 Frühlingszwiebeln, gehackt
- 1/4 Tasse Petersilie, gehackt
- 2 EL Olivenöl
- Saft von 1 Zitrone
- Salz und Pfeffer nach Geschmack

Zubereitung:

1. Gekochte Quinoa und Linsen in eine große Schüssel geben.
2. Rote Paprika, Gurke und Frühlingszwiebeln hinzufügen.
3. Petersilie untermischen.
4. Olivenöl und frisch gepressten Zitronensaft über den Salat geben.
5. Mit Salz und Pfeffer abschmecken und alles gut vermischen.
6. Den Salat auf Tellern anrichten und servieren.

Nährwerte (pro Portion): Kalorien: 350 | Fett: 14g | Kohlenhydrate: 45g | Protein: 12g

---

Spinat-Avocado-Salat mit Hähnchen

Zubereitungszeit: 10 Minuten | Kochzeit: 10 Minuten | Portionen: 2

Schwierigkeiten: Einfach

Zutaten:

- 2 Tassen frischer Spinat

- 1 reife Avocado, gewürfelt
- 200g Hähnchenbrust, gegrillt und geschnitten
- 10 Kirschtomaten, halbiert
- 1/4 Tasse Walnüsse, gehackt
- 2 EL Balsamico-Essig
- 1 EL Olivenöl
- Salz und Pfeffer nach Geschmack

Zubereitung:

1. Spinat als Basis in eine große Salatschüssel geben.
2. Avocadowürfel, gegrilltes Hähnchen und Kirschtomaten hinzufügen.
3. Walnüsse über den Salat streuen.
4. Balsamico-Essig und Olivenöl darüber verteilen.
5. Mit Salz und Pfeffer abschmecken und gut vermischen.
6. Den Salat gleichmäßig auf zwei Teller verteilen und servieren.

Nährwerte (pro Portion): Kalorien: 400 | Fett: 25g | Kohlenhydrate: 18g | Protein: 30g

Kichererbsen-Rucola-Salat

Zubereitungszeit: 10 Minuten | Kochzeit: 0 Minuten | Portionen: 2

Schwierigkeiten: Einfach

Zutaten:

- 1 Tasse Kichererbsen, gekocht
- 2 Tassen Rucola
- 1/2 rote Zwiebel, dünn geschnitten
- 1/2 Gurke, gewürfelt
- 1/4 Tasse Feta-Käse, zerbröckelt
- 2 EL Zitronensaft
- 2 EL Olivenöl
- 1 TL Dijon-Senf
- Salz und Pfeffer nach Geschmack

Zubereitung:

1. Rucola als Basis in eine Salatschüssel geben.
2. Kichererbsen, rote Zwiebel und Gurke hinzufügen.
3. Feta-Käse über den Salat streuen.

4. In einer kleinen Schüssel Zitronensaft, Olivenöl und Dijon-Senf zu einem Dressing verrühren.

5. Das Dressing über den Salat geben, mit Salz und Pfeffer würzen und gut vermengen.

6. Den Salat auf Tellern anrichten und servieren.

Nährwerte (pro Portion): Kalorien: 350 | Fett: 18g | Kohlenhydrate: 35g | Protein: 15g

Bunter Paprika-Bohnen-Salat

Zubereitungszeit: 15 Minuten | Kochzeit: 0 Minuten | Portionen: 2

Schwierigkeiten: Einfach

Zutaten:

- 1 Dose schwarze Bohnen, abgespült und abgetropft
- 1 gelbe Paprika, gewürfelt
- 1 orange Paprika, gewürfelt
- 1 Tasse Mais, gekocht
- 2 EL Koriander, gehackt
- 2 EL Limettensaft
- 1 EL Olivenöl
- 1 TL Kreuzkümmel
- Salz und Pfeffer nach Geschmack

Zubereitung:

1. Schwarze Bohnen, Paprikawürfel und Mais in eine Salatschüssel geben.

2. Koriander hinzufügen und umrühren.

3. In einer kleinen Schüssel Limettensaft, Olivenöl und Kreuzkümmel zu einem Dressing verquirlen.

4. Dressing über den Salat gießen, mit Salz und Pfeffer abschmecken und gut vermischen.

5. Den Salat in Schüsseln servieren.

Nährwerte (pro Portion): Kalorien: 320 | Fett: 10g | Kohlenhydrate: 45g | Protein: 15g

Mediterraner Linsen-Salat

Zubereitungszeit: 15 Minuten | Kochzeit: 25 Minuten | Portionen: 2

Schwierigkeiten: Mittel

Zutaten:

- 1 Tasse grüne Linsen, gekocht
- 1/2 Tasse Kirschtomaten, halbiert
- 1/4 Tasse Oliven, entsteint und gehackt
- 1/4 Tasse rote Zwiebel, fein gewürfelt
- 1/4 Tasse Feta-Käse, zerbröckelt
- 2 EL Petersilie, gehackt
- 2 EL Zitronensaft
- 3 EL Olivenöl
- 1 TL getrockneter Oregano
- Salz und Pfeffer nach Geschmack

Zubereitung:

1. Gekochte Linsen in eine große Salatschüssel geben.
2. Kirschtomaten, Oliven, rote Zwiebel und Feta-Käse hinzufügen.
3. Petersilie einstreuen.
4. In einer kleinen Schüssel Zitronensaft, Olivenöl und Oregano zu einem Dressing verrühren.
5. Dressing über den Salat gießen, mit Salz und Pfeffer abschmecken und gut vermischen.
6. Den Salat auf Tellern anrichten und servieren.

Nährwerte (pro Portion): Kalorien: 380 | Fett: 20g | Kohlenhydrate: 40g | Protein: 18g

Gerösteter Kürbis- und Kichererbsen-Salat

Zubereitungszeit: 15 Minuten | Kochzeit: 30 Minuten | Portionen: 2

Schwierigkeiten: Mittel

Zutaten:

- 2 Tassen Butternut-Kürbis, gewürfelt
- 1 Tasse Kichererbsen, gekocht
- 2 Tassen gemischter Blattsalat
- 1/4 Tasse rote Zwiebel, in dünne Scheiben geschnitten
- 2 EL Olivenöl
- 1 EL Ahornsirup
- 1 EL Balsamico-Essig
- 1/2 TL gemahlener Zimt
- Salz und Pfeffer nach Geschmack

Zubereitung:

1. Ofen auf 200°C vorheizen. Kürbiswürfel auf ein Backblech legen, mit 1 EL Olivenöl beträufeln, mit Zimt, Salz und Pfeffer bestreuen und rösten, bis sie weich und leicht karamellisiert sind (ca. 30 Minuten).
2. Kichererbsen, Blattsalat und rote Zwiebel in einer großen Schüssel mischen.
3. In einer kleinen Schüssel Ahornsirup, Balsamico-Essig und restliches Olivenöl zu einem Dressing verrühren.
4. Den gerösteten Kürbis zum Salat geben, das Dressing darüber gießen und alles vorsichtig vermischen.
5. Den Salat auf Teller verteilen und servieren.

Nährwerte (pro Portion): Kalorien: 350 | Fett: 14g | Kohlenhydrate: 50g | Protein: 8g

Rote-Bete-Orangen-Salat mit Walnüssen

Zubereitungszeit: 15 Minuten | Kochzeit: 0 Minuten | Portionen: 2

Schwierigkeiten: Einfach

Zutaten:

- 2 Tassen gekochte Rote Bete, gewürfelt
- 2 Orangen, geschält und in Stücke geschnitten
- 1/4 Tasse Walnüsse, grob gehackt
- 2 Tassen Rucola
- 2 EL Olivenöl
- 1 EL Weißweinessig
- 1 TL Senf
- Salz und Pfeffer nach Geschmack

Zubereitung:

1. Rote Bete, Orangenstücke, Walnüsse und Rucola in einer großen Salatschüssel vermischen.
2. In einer kleinen Schüssel Olivenöl, Weißweinessig, Senf, Salz und Pfeffer zu einem Dressing verrühren.
3. Das Dressing über den Salat geben und alles vorsichtig vermischen.
4. Den Salat auf Teller anrichten und servieren.

Nährwerte (pro Portion): Kalorien: 320 | Fett: 20g | Kohlenhydrate: 30g | Protein: 6g

Griechischer Linsensalat

Zubereitungszeit: 15 Minuten | Kochzeit: 25 Minuten | Portionen: 2

Schwierigkeiten: Einfach

Zutaten:

- 1 Tasse grüne Linsen, gekocht
- 1 Tasse Gurke, gewürfelt
- 1 Tasse Tomaten, gewürfelt
- 1/2 Tasse rote Zwiebel, fein gewürfelt
- 1/2 Tasse Feta-Käse, zerbröckelt
- 1/4 Tasse Kalamata-Oliven, entsteint und halbiert
- 2 EL Olivenöl
- 1 EL Rotweinessig
- 1 TL getrockneter Oregano
- Salz und Pfeffer nach Geschmack

Zubereitung:

1. Gekochte Linsen, Gurke, Tomaten, rote Zwiebel, Feta-Käse und Oliven in einer großen Schüssel vermischen.
2. In einer kleinen Schüssel Olivenöl, Rotweinessig, Oregano, Salz und Pfeffer zu einem Dressing verrühren.
3. Das Dressing über den Salat gießen und alles vorsichtig vermischen.
4. Den Salat auf Teller anrichten und servieren.

Nährwerte (pro Portion): Kalorien: 380 | Fett: 20g | Kohlenhydrate: 40g | Protein: 18g

Asiatischer Brokkoli-Edamame-Salat

Zubereitungszeit: 15 Minuten | Kochzeit: 5 Minuten | Portionen: 2

Schwierigkeiten: Einfach

Zutaten:

- 2 Tassen Brokkoli, in kleine Röschen geschnitten und kurz gedämpft
- 1 Tasse Edamame, geschält und gekocht
- 1 Karotte, in dünne Streifen geschnitten
- 1 rote Paprika, in dünne Streifen geschnitten
- 2 EL Sesamsamen

- 2 EL Sojasauce
- 1 EL Sesamöl
- 1 EL Reisessig
- 1 TL Honig
- 1 Knoblauchzehe, fein gehackt
- 1 TL Ingwer, frisch gerieben

Zubereitung:

1. Brokkoli, Edamame, Karotte und rote Paprika in einer großen Salatschüssel vermischen.
2. Sesamsamen in einer trockenen Pfanne leicht anrösten und zum Salat geben.
3. In einer kleinen Schüssel Sojasauce, Sesamöl, Reisessig, Honig, Knoblauch und Ingwer zu einem asiatischen Dressing verrühren.
4. Das Dressing über den Salat geben und alles gründlich vermischen.
5. Den Salat auf Teller anrichten und servieren.

Nährwerte (pro Portion): Kalorien: 300 | Fett: 15g | Kohlenhydrate: 28g | Protein: 15g

Mediterraner Kichererbsen-Quinoa-Salat

Zubereitungszeit: 20 Minuten | Kochzeit: 15 Minuten | Portionen: 2

Schwierigkeiten: Mittel

Zutaten:

- 1 Tasse Quinoa, gekocht
- 1 Tasse Kichererbsen, gekocht
- 1/2 Tasse getrocknete Tomaten, in Öl, abgetropft und gehackt
- 1/2 Tasse Gurke, gewürfelt
- 1/4 Tasse rote Zwiebel, fein gewürfelt
- 1/4 Tasse Feta-Käse, zerbröckelt
- 2 EL Petersilie, gehackt
- 3 EL Olivenöl
- 2 EL Zitronensaft
- 1 TL getrockneter Thymian
- Salz und Pfeffer nach Geschmack

Zubereitung:

1. Gekochte Quinoa, Kichererbsen, getrocknete Tomaten, Gurke, rote Zwiebel und Feta-Käse in einer großen Salatschüssel vermischen.

2. Petersilie hinzufügen.

3. In einer kleinen Schüssel Olivenöl, Zitronensaft, Thymian, Salz und Pfeffer zu einem Dressing verrühren.

4. Das Dressing über den Salat geben und alles gründlich vermischen.

5. Den Salat auf Teller anrichten und servieren.

Nährwerte (pro Portion): Kalorien: 450 | Fett: 22g | Kohlenhydrate: 50g | Protein: 15g

Mahlzeiten aus einer Schüssel

Mediterrane Quinoa-Schüssel

Zubereitungszeit: 15 Minuten | Kochzeit: 20 Minuten | Portionen: 2

Schwierigkeiten: Einfach

Zutaten:

- 1 Tasse Quinoa, gekocht
- 1/2 Tasse Kichererbsen, gekocht
- 1/2 Tasse Gurken, gewürfelt
- 1/2 Tasse Kirschtomaten, halbiert
- 1/4 Tasse rote Zwiebel, fein gewürfelt
- 1/4 Tasse Feta-Käse, zerbröckelt
- 2 EL Olivenöl
- 1 EL Zitronensaft
- 1 TL getrockneter Oregano
- Salz und Pfeffer nach Geschmack

Zubereitung:

1. Gekochte Quinoa als Basis in zwei Schüsseln verteilen.
2. Kichererbsen, Gurken, Kirschtomaten und rote Zwiebel auf der Quinoa anrichten.
3. Feta-Käse über die Zutaten streuen.
4. Olivenöl, Zitronensaft, Oregano, Salz und Pfeffer verrühren, um das Dressing zu erstellen.
5. Das Dressing über die Schüsseln träufeln und servieren.

Nährwerte (pro Portion): Kalorien: 450 | Fett: 20g | Kohlenhydrate: 52g | Protein: 16g

Asiatische Tofu-Gemüse

Zubereitungszeit: 15 Minuten | Kochzeit: 15 Minuten | Portionen: 2

Schwierigkeiten: Einfach

Zutaten:

- 200g Tofu, fest, in Würfel geschnitten
- 1 Tasse Brokkoli, in Röschen geschnitten
- 1/2 Tasse Karotten, in Streifen geschnitten

- 1/2 Tasse rote Paprika, in Streifen geschnitten
- 1 Tasse brauner Reis, gekocht
- 2 EL Sojasauce
- 1 EL Sesamöl
- 1 TL Ingwer, gerieben
- 1 Knoblauchzehe, fein gehackt
- Sesamsamen zum Garnieren

Zubereitung:

1. Sesamöl in einer Pfanne erhitzen und Tofu goldbraun anbraten.
2. Brokkoli, Karotten und rote Paprika hinzufügen und einige Minuten dünsten.
3. Ingwer und Knoblauch einrühren und mit Sojasauce ablöschen.
4. Die Gemüse-Tofu-Mischung auf dem gekochten braunen Reis in zwei Schüsseln anrichten.
5. Mit Sesamsamen garnieren und servieren.

Nährwerte (pro Portion): Kalorien: 380 | Fett: 15g | Kohlenhydrate: 45g | Protein: 18g

Mexikanische Burrito

Zubereitungszeit: 20 Minuten | Kochzeit: 30 Minuten | Portionen: 2

Schwierigkeiten: Mittel

Zutaten:

- 1 Tasse brauner Reis, gekocht
- 1/2 Tasse schwarze Bohnen, gekocht
- 1/2 Tasse Mais, gekocht
- 1/2 Tasse Tomaten, gewürfelt
- 1 Avocado, gewürfelt
- 1/4 Tasse rote Zwiebel, fein gewürfelt
- 1/4 Tasse frischer Koriander, gehackt
- 2 EL Limettensaft
- 1 TL Kreuzkümmel
- Salz und Pfeffer nach Geschmack

Zubereitung:

1. Gekochten braunen Reis als Basis in zwei Schüsseln verteilen.
2. Schwarze Bohnen, Mais, Tomaten und Avocado auf dem Reis anrichten.

3. Rote Zwiebel und Koriander darüberstreuen.

4. Limettensaft, Kreuzkümmel, Salz und Pfeffer verrühren, um das Dressing zu erstellen.

5. Das Dressing über die Schüsseln träufeln und servieren.

Nährwerte (pro Portion): Kalorien: 420 | Fett: 15g | Kohlenhydrate: 60g | Protein: 14g

Italienische Antipasti

Zubereitungszeit: 20 Minuten | Kochzeit: 0 Minuten | Portionen: 2

Schwierigkeiten: Einfach

Zutaten:

- 1 Tasse Rucola
- 1/2 Tasse Artischockenherzen, in Stücke geschnitten
- 1/2 Tasse sonnengetrocknete Tomaten, in Öl, abgetropft und gehackt
- 1/4 Tasse schwarze Oliven, entsteint und halbiert
- 1/4 Tasse Mozzarella, in Würfel geschnitten
- 2 EL Balsamico-Essig
- 1 EL Olivenöl
- 1 TL italienische Kräutermischung
- Salz und Pfeffer nach Geschmack

Zubereitung:

1. Rucola als Basis in zwei Schüsseln verteilen.

2. Artischockenherzen, sonnengetrocknete Tomaten, schwarze Oliven und Mozzarella über den Rucola anrichten.

3. Balsamico-Essig, Olivenöl, italienische Kräuter, Salz und Pfeffer verrühren, um das Dressing zu erstellen.

4. Das Dressing über die Schüsseln träufeln und servieren.

Nährwerte (pro Portion): Kalorien: 320 | Fett: 20g | Kohlenhydrate: 25g | Protein: 12g

Süßkartoffel- und Schwarze-Bohnen

Zubereitungszeit: 20 Minuten | Kochzeit: 30 Minuten | Portionen: 2

Schwierigkeiten: Mittel

Zutaten:

- 2 mittelgroße Süßkartoffeln, gewürfelt

- 1 Tasse schwarze Bohnen, gekocht
- 2 Tassen Spinat
- 1 Avocado, gewürfelt
- 1/4 Tasse Koriander, gehackt
- 2 EL Limettensaft
- 1 TL Paprikapulver
- 2 EL Olivenöl
- Salz und Pfeffer nach Geschmack

Zubereitung:

1. Süßkartoffeln mit 1 EL Olivenöl und Paprikapulver mischen, salzen, pfeffern und auf einem Backblech bei 200°C 25-30 Minuten rösten.
2. In zwei Schüsseln den Spinat als Basis verteilen.
3. Gekochte schwarze Bohnen, geröstete Süßkartoffelwürfel und Avocadowürfel darüber geben.
4. Mit Limettensaft, restlichem Olivenöl, Salz und Pfeffer anmachen.
5. Mit frischem Koriander garnieren und servieren.

Nährwerte (pro Portion): Kalorien: 450 | Fett: 21g | Kohlenhydrate: 58g | Protein: 12g

Zitronen-Hähnchen-Quinoa

Zubereitungszeit: 15 Minuten | Kochzeit: 25 Minuten | Portionen: 2

Schwierigkeiten: Mittel

Zutaten:

- 200g Hähnchenbrust, gewürfelt
- 1 Tasse Quinoa, gekocht
- 2 Tassen Baby-Spinat
- 1/2 Gurke, in Scheiben geschnitten
- 1/4 Tasse Mandelsplitter
- 2 EL Zitronensaft
- 1 EL Olivenöl
- 1 TL Dijon-Senf
- Salz und Pfeffer nach Geschmack

Zubereitung:

1. Hähnchenwürfel in 1 EL Olivenöl anbraten, bis sie durchgegart sind.

2. Quinoa nach Anleitung kochen.

3. In zwei Schüsseln Quinoa, Spinat und Hähnchen verteilen.

4. Gurkenscheiben und Mandelsplitter hinzufügen.

5. Zitronensaft, restliches Olivenöl, Dijon-Senf, Salz und Pfeffer zu einem Dressing vermischen und über die Schüsseln geben.

6. Alles gut vermischen und servieren.

Nährwerte (pro Portion): Kalorien: 480 | Fett: 18g | Kohlenhydrate: 48g | Protein: 35g

Lachs-Avocado-Sushi

Zubereitungszeit: 15 Minuten | Kochzeit: 20 Minuten | Portionen: 2

Schwierigkeiten: Einfach

Zutaten:

- 200g Lachsfilet, in Sushi-Qualität
- 1 Tasse Sushi-Reis, gekocht
- 1 Avocado, gewürfelt
- 1/2 Gurke, in dünne Scheiben geschnitten
- 1 kleine Karotte, in dünne Streifen geschnitten
- 2 EL Sojasauce
- 1 EL Reisessig
- 1 TL Sesamöl
- 1 TL schwarzer Sesam

Zubereitung:

1. Reis nach Anleitung kochen und mit Reisessig mischen.

2. In zwei Schüsseln den Reis verteilen.

3. Lachs, Avocado, Gurke und Karotte auf dem Reis anordnen.

4. Sojasauce und Sesamöl darüberträufeln.

5. Mit schwarzem Sesam bestreuen und servieren.

Nährwerte (pro Portion): Kalorien: 520 | Fett: 22g | Kohlenhydrate: 50g | Protein: 30g

Vegane Falafel

Zubereitungszeit: 20 Minuten | Kochzeit: 30 Minuten | Portionen: 2

Schwierigkeiten: Mittel

Zutaten:

- 4 hausgemachte oder fertige Falafelbällchen
- 1 Tasse Couscous, gekocht
- 1 Tasse Kichererbsen, gekocht
- 1/2 Tasse Cherrytomaten, halbiert
- 1/2 Tasse Gurke, gewürfelt
- 2 EL Hummus
- 2 EL Tahini-Sauce
- 1 EL Zitronensaft
- 1 TL Olivenöl
- Salz und Pfeffer nach Geschmack

Zubereitung:

1. Falafel nach Anleitung backen oder anbraten.
2. Couscous nach Anleitung kochen.
3. In zwei Schüsseln Couscous, Kichererbsen, Cherrytomaten und Gurke anrichten.
4. Falafel hinzufügen und jeweils 1 EL Hummus und Tahini-Sauce darauf geben.
5. Mit Zitronensaft, Olivenöl, Salz und Pfeffer abschmecken.
6. Alles vorsichtig vermengen und servieren.

Nährwerte (pro Portion): Kalorien: 550 | Fett: 18g | Kohlenhydrate: 75g | Protein: 20g

Thai-Peanut-Hühnchen

Zubereitungszeit: 20 Minuten | Kochzeit: 20 Minuten | Portionen: 2

Schwierigkeiten: Mittel

Zutaten:

- 200g Hühnchenbrust, in Streifen geschnitten
- 1 Tasse brauner Reis, gekocht
- 1 Tasse Rotkohl, dünn geschnitten
- 1 Karotte, in dünne Streifen geschnitten
- 1/2 Paprika, in Streifen geschnitten
- 2 EL Erdnussbutter
- 1 EL Sojasauce
- 1 EL Limettensaft
- 1 TL Honig

- 1 TL geriebener Ingwer
- 1 Knoblauchzehe, fein gehackt
- Wasser nach Bedarf

Zubereitung:

1. Hühnchen in einer Pfanne kochen, bis es durchgegart ist.
2. In einer kleinen Schüssel Erdnussbutter, Sojasauce, Limettensaft, Honig, Ingwer und Knoblauch zu einer glatten Sauce verrühren, bei Bedarf Wasser hinzufügen.
3. In zwei Schüsseln Reis, Rotkohl, Karotte und Paprika anrichten.
4. Hühnchen hinzufügen und die Erdnuss-Sauce darüber verteilen.
5. Alles gut vermischen und servieren.

Nährwerte (pro Portion): Kalorien: 500 | Fett: 20g | Kohlenhydrate: 50g | Protein: 30g

Gegrilltes Fleisch und Fisch

Hähnchen mit Zitronen-Rosmarin-Marinade

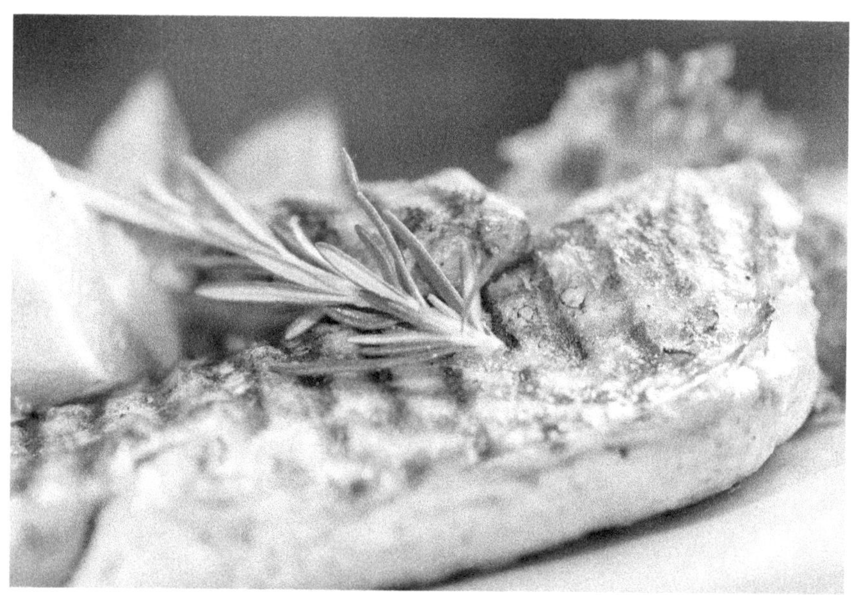

Zubereitungszeit: 10 Minuten + Marinierzeit | Kochzeit: 20 Minuten | Portionen: 2

Schwierigkeiten: Einfach

Zutaten:

- 2 Hähnchenbrustfilets
- 2 EL Olivenöl
- Saft und Schale von 1 Zitrone
- 2 Knoblauchzehen, fein gehackt
- 1 EL frischer Rosmarin, gehackt
- Salz und Pfeffer nach Geschmack

Zubereitung:

1. In einer Schüssel Olivenöl, Zitronensaft und -schale, Knoblauch und Rosmarin vermischen.

2. Die Hähnchenbrustfilets in die Marinade legen, abdecken und mindestens 1 Stunde im Kühlschrank marinieren lassen.

3. Grill vorheizen und die Hähnchenbrustfilets bei mittlerer Hitze grillen, bis sie durchgegart sind, dabei gelegentlich wenden.

4. Vor dem Servieren mit Salz und Pfeffer abschmecken.

5. Mit einer Beilage aus gegrilltem Gemüse servieren.

Nährwerte (pro Portion): Kalorien: 290 | Fett: 10g | Kohlenhydrate: 2g | Protein: 46g

Gegrillter Lachs mit Dill und Zitrone

Zubereitungszeit: 5 Minuten | Kochzeit: 15 Minuten | Portionen: 2

Schwierigkeiten: Einfach

Zutaten:

- 2 Lachsfilets
- 2 EL Olivenöl
- 1 Zitrone, in Scheiben geschnitten
- 1 EL frischer Dill, gehackt
- Salz und Pfeffer nach Geschmack

Zubereitung:

1. Lachsfilets mit Olivenöl bestreichen und mit Salz und Pfeffer würzen.

2. Lachsfilets auf den heißen Grill legen und von jeder Seite 6-7 Minuten grillen, bis der Fisch durchgegart ist.

3. In den letzten Minuten der Grillzeit einige Zitronenscheiben und Dill auf den Lachs legen.

4. Lachs vom Grill nehmen und sofort servieren.

Nährwerte (pro Portion): Kalorien: 350 | Fett: 22g | Kohlenhydrate: 2g | Protein: 34g

Garnelen mit Knoblauch und Petersilie

Zubereitungszeit: 10 Minuten + Marinierzeit | Kochzeit: 10 Minuten | Portionen: 2

Schwierigkeiten: Einfach

Zutaten:

- 400g Garnelen, geschält und entdarmt
- 3 EL Olivenöl
- 3 Knoblauchzehen, fein gehackt

- 2 EL frische Petersilie, gehackt
- 1/2 TL Chiliflocken (optional)
- Salz und Pfeffer nach Geschmack

Zubereitung:

1. Garnelen in einer Mischung aus Olivenöl, Knoblauch, Petersilie, Chiliflocken, Salz und Pfeffer marinieren und mindestens 30 Minuten im Kühlschrank ziehen lassen.
2. Garnelen auf Spieße stecken und auf dem heißen Grill von jeder Seite 2-3 Minuten grillen, bis sie rosa und durchgegart sind.
3. Garnelenspieße vom Grill nehmen und sofort servieren.

Nährwerte (pro Portion): Kalorien: 280 | Fett: 15g | Kohlenhydrate: 2g | Protein: 34g

Rindersteaks mit Chimichurri-Sauce

Zubereitungszeit: 15 Minuten | Kochzeit: 10 Minuten | Portionen: 2

Schwierigkeiten: Einfach

Zutaten:

- 2 Rindersteaks (z.B. Rumpsteak)
- 2 EL Olivenöl
- Salz und Pfeffer nach Geschmack

Für die Chimichurri-Sauce:

- 1/2 Tasse frische Petersilie, gehackt
- 1/4 Tasse frischer Koriander, gehackt
- 1/4 Tasse Olivenöl
- 2 EL Rotweinessig
- 2 Knoblauchzehen, fein gehackt
- 1 TL Chiliflocken
- Salz nach Geschmack

Zubereitung:

1. Steaks mit Olivenöl einreiben und mit Salz und Pfeffer würzen.
2. Steaks auf dem heißen Grill von jeder Seite 4-5 Minuten für medium rare grillen.
3. Für die Sauce alle Zutaten in einer Schüssel vermischen und abschmecken.
4. Steaks vom Grill nehmen, einige Minuten ruhen lassen und dann mit der Chimichurri-Sauce servieren.

Nährwerte (pro Portion): Kalorien: 450 | Fett: 35g | Kohlenhydrate: 3g | Protein: 32g

Zubereitungszeit: 10 Minuten + Marinierzeit | Kochzeit: 25 Minuten | Portionen: 2

Schwierigkeiten: Einfach

Zutaten:

- 4 Hähnchenschenkel, Haut auf
- 3 EL Olivenöl
- 1 EL frischer Rosmarin, gehackt
- 1 EL frischer Thymian, gehackt
- 2 Knoblauchzehen, fein gehackt
- Salz und Pfeffer nach Geschmack

Zubereitung:

1. Hähnchenschenkel mit Olivenöl, Rosmarin, Thymian, Knoblauch, Salz und Pfeffer marinieren und mindestens 1 Stunde im Kühlschrank ziehen lassen.
2. Hähnchenschenkel auf den Grill legen und bei mittlerer Hitze von jeder Seite ca. 12-15 Minuten grillen, bis sie durchgegart sind und die Haut knusprig ist.
3. Hähnchenschenkel vom Grill nehmen und servieren.

Nährwerte (pro Portion): Kalorien: 400 | Fett: 28g | Kohlenhydrate: 1g | Protein: 34g

Forelle mit Kräuterbutter

Zubereitungszeit: 10 Minuten | Kochzeit: 15 Minuten | Portionen: 2

Schwierigkeiten: Einfach

Zutaten:

- 2 Forellenfilets
- 2 EL Olivenöl
- 2 EL Butter
- 1 EL frische Petersilie, gehackt
- 1 TL frischer Dill, gehackt
- 1 Knoblauchzehe, fein gehackt
- Salz und Pfeffer nach Geschmack
- Zitronenscheiben zur Garnierung

Zubereitung:

1. Olivenöl, geschmolzene Butter, Petersilie, Dill, Knoblauch, Salz und Pfeffer in einer Schüssel vermischen.

2. Die Forellenfilets mit der Kräuterbutter-Mischung bestreichen.

3. Die Filets auf den Grill legen und bei mittlerer Hitze ca. 7-8 Minuten pro Seite grillen, bis sie durchgegart sind.

4. Vor dem Servieren mit frischen Zitronenscheiben garnieren.

Nährwerte (pro Portion): Kalorien: 350 | Fett: 22g | Kohlenhydrate: 1g | Protein: 35g

Garnelen mit Zitrus-Salsa

Zubereitungszeit: 15 Minuten | Kochzeit: 10 Minuten | Portionen: 2

Schwierigkeiten: Mittel

Zutaten:

- 400g Garnelen, geschält und entdarmt
- 2 EL Olivenöl
- 1 Orange, geschält und gewürfelt
- 1 Grapefruit, geschält und gewürfelt
- 1 kleine rote Zwiebel, fein gewürfelt
- 1 Jalapeño, entkernt und fein gehackt
- 2 EL Koriander, gehackt
- Salz und Pfeffer nach Geschmack

Zubereitung:

1. Garnelen mit Olivenöl bestreichen und mit Salz und Pfeffer würzen.

2. Garnelen auf den Grill legen und von jeder Seite 2-3 Minuten grillen, bis sie rosa und durchgegart sind.

3. Für die Salsa Orange, Grapefruit, rote Zwiebel, Jalapeño und Koriander mischen. Mit Salz und Pfeffer abschmecken.

4. Gegrillte Garnelen mit der Zitrus-Salsa servieren.

Nährwerte (pro Portion): Kalorien: 320 | Fett: 12g | Kohlenhydrate: 20g | Protein: 35g

Gemüse- und Hühnchenspieße

Zubereitungszeit: 20 Minuten + Marinierzeit | Kochzeit: 15 Minuten | Portionen: 2

Schwierigkeiten: Mittel

Zutaten:

- 2 Hähnchenbrustfilets, gewürfelt
- 1 Zucchini, in Scheiben geschnitten
- 1 rote Paprika, in Stücke geschnitten
- 1 gelbe Paprika, in Stücke geschnitten
- 2 EL Olivenöl
- 2 Knoblauchzehen, fein gehackt
- 1 TL Thymian, getrocknet
- Salz und Pfeffer nach Geschmack

Zubereitung:

1. Olivenöl, Knoblauch, Thymian, Salz und Pfeffer vermischen und die Hähnchenwürfel darin marinieren.
2. Hähnchen und Gemüse abwechselnd auf Spieße stecken.
3. Die Spieße auf den Grill legen und bei mittlerer Hitze von allen Seiten grillen, bis das Hähnchen durchgegart und das Gemüse leicht angebräunt ist.
4. Vor dem Servieren die Spieße mit frischem Thymian garnieren.

Nährwerte (pro Portion): Kalorien: 380 | Fett: 15g | Kohlenhydrate: 15g | Protein: 45g

Steak mit Avocado-Salsa

Zubereitungszeit: 10 Minuten + Ruhezeit | Kochzeit: 10 Minuten | Portionen: 2

Schwierigkeiten: Einfach

Zutaten:

- 2 Rumpsteaks
- 1 reife Avocado, gewürfelt
- 1 Tomate, gewürfelt
- 1/4 Tasse rote Zwiebel, fein gewürfelt
- 1 Limette, Saft ausgepresst
- 2 EL frischer Koriander, gehackt
- Salz und Pfeffer nach Geschmack
- 1 EL Olivenöl

Zubereitung:

1. Steaks mit Olivenöl bestreichen und mit Salz und Pfeffer würzen.
2. Steaks auf den Grill legen und von jeder Seite 4-5 Minuten für medium-rare grillen.

3. Für die Salsa Avocado, Tomate, rote Zwiebel, Limettensaft und Koriander mischen. Mit Salz und Pfeffer abschmecken.

4. Steaks vom Grill nehmen, einige Minuten ruhen lassen und dann mit der Avocado-Salsa servieren.

Nährwerte (pro Portion): Kalorien: 450 | Fett: 30g | Kohlenhydrate: 10g | Protein: 38g

Gegrillter Schwertfisch mit Kapern-Vinaigrette

Zubereitungszeit: 10 Minuten | Kochzeit: 10 Minuten | Portionen: 2

Schwierigkeiten: Einfach

Zutaten:

- 2 Schwertfischsteaks
- 2 EL Olivenöl
- 1 EL Kapern, gehackt
- 2 EL Zitronensaft
- 1 EL Weißweinessig
- 1 Knoblauchzehe, fein gehackt
- Salz und Pfeffer nach Geschmack

Zubereitung:

1. Schwertfischsteaks mit 1 EL Olivenöl bestreichen und mit Salz und Pfeffer würzen.

2. Steaks auf den Grill legen und von jeder Seite etwa 4-5 Minuten grillen, bis sie durchgegart sind.

3. Für die Vinaigrette Kapern, Zitronensaft, Weißweinessig, Knoblauch und restliches Olivenöl vermischen.

4. Gegrillte Schwertfischsteaks mit der Kapern-Vinaigrette servieren.

Nährwerte (pro Portion): Kalorien: 400 | Fett: 22g | Kohlenhydrate: 2g | Protein: 45g

Linsen-Tomaten-Suppe

Zubereitungszeit: 10 Minuten | Kochzeit: 30 Minuten | Portionen: 2

Schwierigkeiten: Einfach

Zutaten:

- 1 Tasse rote Linsen
- 3 Tassen Gemüsebrühe
- 1 Dose gehackte Tomaten
- 1 Zwiebel, fein gewürfelt
- 2 Knoblauchzehen, fein gehackt
- 1 Karotte, gewürfelt
- 1 Stange Sellerie, gewürfelt
- 1 TL Kreuzkümmel
- 1 TL Paprikapulver
- Salz und Pfeffer nach Geschmack
- 1 EL Olivenöl

Zubereitung:

1. Olivenöl in einem Topf erhitzen und Zwiebel, Knoblauch, Karotte und Sellerie darin anbraten, bis sie weich sind.
2. Kreuzkümmel und Paprikapulver hinzufügen und kurz mitrösten.
3. Rote Linsen, gehackte Tomaten und Gemüsebrühe in den Topf geben.
4. Alles zum Kochen bringen, dann die Hitze reduzieren und 25-30 Minuten köcheln lassen, bis die Linsen weich sind.
5. Die Suppe nach Bedarf pürieren, mit Salz und Pfeffer abschmecken und servieren.

Nährwerte (pro Portion): Kalorien: 350 | Fett: 7g | Kohlenhydrate: 54g | Protein: 18g

Kürbis-Ingwer-Suppe

Zubereitungszeit: 15 Minuten | Kochzeit: 30 Minuten | Portionen: 2

Schwierigkeiten: Einfach

Zutaten:

- 2 Tassen Kürbispüree

- 2 Tassen Gemüsebrühe

- 1 Zwiebel, fein gewürfelt

- 1 EL frischer Ingwer, gerieben

- 1 Knoblauchzehe, fein gehackt

- 1/2 Tasse Kokosmilch

- 1 TL Kurkuma

- Salz und Pfeffer nach Geschmack

- 1 EL Kokosöl

Zubereitung:

1. Kokosöl in einem Topf erhitzen und Zwiebel, Ingwer und Knoblauch darin anbraten, bis sie weich sind.

2. Kurkuma hinzufügen und eine Minute mitrösten.

3. Kürbispüree und Gemüsebrühe hinzugeben und umrühren.

4. Die Suppe zum Kochen bringen, dann die Hitze reduzieren und 20 Minuten köcheln lassen.

5. Kokosmilch einrühren, mit Salz und Pfeffer abschmecken und vor dem Servieren nochmals erwärmen.

Nährwerte (pro Portion): Kalorien: 280 | Fett: 14g | Kohlenhydrate: 36g | Protein: 6g

Brokkoli-Mandel-Suppe

Zubereitungszeit: 10 Minuten | Kochzeit: 20 Minuten | Portionen: 2

Schwierigkeiten: Einfach

Zutaten:

- 2 Tassen Brokkoli, in Röschen geschnitten

- 2 Tassen Gemüsebrühe

- 1/2 Tasse Mandelmilch

- 1 Zwiebel, gewürfelt

- 2 Knoblauchzehen, fein gehackt

- 1/4 Tasse Mandeln, gehackt

- Salz und Pfeffer nach Geschmack

- 1 EL Olivenöl

Zubereitung:

1. Olivenöl in einem Topf erhitzen und Zwiebel und Knoblauch darin glasig dünsten.
2. Brokkoli hinzufügen und einige Minuten mitdünsten.
3. Gemüsebrühe hinzugießen und zum Kochen bringen, dann die Hitze reduzieren und 15 Minuten köcheln lassen, bis der Brokkoli weich ist.
4. Die Suppe vom Herd nehmen, Mandelmilch und gehackte Mandeln hinzufügen.
5. Die Suppe pürieren, mit Salz und Pfeffer abschmecken und servieren.

Nährwerte (pro Portion): Kalorien: 220 | Fett: 15g | Kohlenhydrate: 18g | Protein: 8g

Karotten-Orangen-Suppe

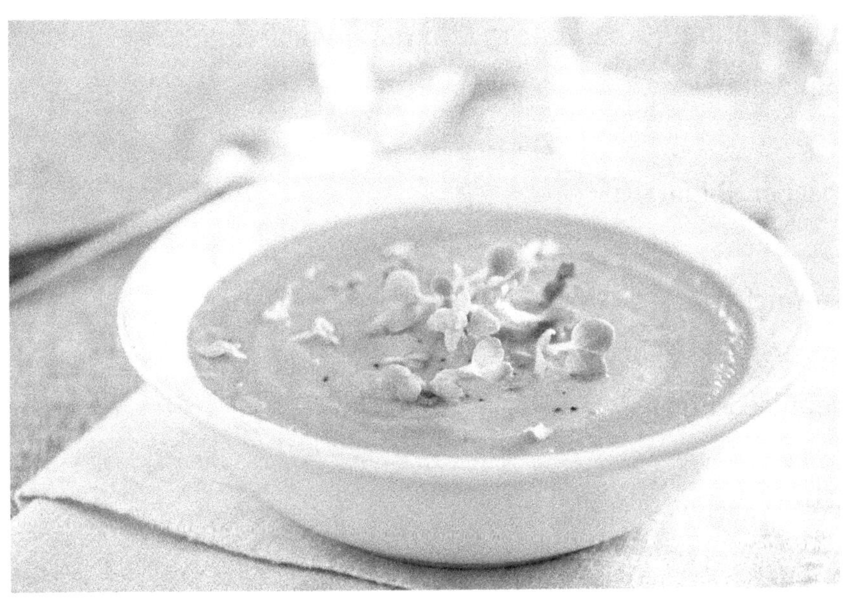

Zubereitungszeit: 10 Minuten | Kochzeit: 25 Minuten | Portionen: 2

Schwierigkeiten: Einfach

Zutaten:

- 4 Karotten, geschält und gewürfelt
- 2 Tassen Gemüsebrühe
- 1/2 Tasse Orangensaft
- 1 Zwiebel, gewürfelt
- 1 Knoblauchzehe, fein gehackt
- 1 TL Ingwer, gerieben
- Salz und Pfeffer nach Geschmack

- 1 EL Olivenöl

Zubereitung:

1. Olivenöl in einem Topf erhitzen und Zwiebel, Knoblauch und Ingwer darin anbraten.
2. Karotten hinzufügen und einige Minuten mitdünsten.
3. Gemüsebrühe und Orangensaft hinzugießen, zum Kochen bringen und 20 Minuten köcheln lassen, bis die Karotten weich sind.
4. Die Suppe pürieren, mit Salz und Pfeffer abschmecken und servieren.

Nährwerte (pro Portion): Kalorien: 180 | Fett: 7g | Kohlenhydrate: 27g | Protein: 3g

Spinat-Kokos-Suppe

Zubereitungszeit: 10 Minuten | Kochzeit: 15 Minuten | Portionen: 2

Schwierigkeiten: Einfach

Zutaten:

- 3 Tassen frischer Spinat
- 1 Dose Kokosmilch
- 1 Zwiebel, gewürfelt
- 1 Knoblauchzehe, fein gehackt
- 2 Tassen Gemüsebrühe
- 1 TL Kurkuma
- Salz und Pfeffer nach Geschmack
- 1 EL Kokosöl

Zubereitung:

1. Kokosöl in einem Topf erhitzen und Zwiebel und Knoblauch darin anbraten.
2. Spinat hinzufügen und zusammenfallen lassen.
3. Gemüsebrühe, Kokosmilch und Kurkuma hinzufügen, zum Kochen bringen und 10 Minuten köcheln lassen.
4. Die Suppe pürieren, mit Salz und Pfeffer abschmecken und servieren.

Nährwerte (pro Portion): Kalorien: 300 | Fett: 28g | Kohlenhydrate: 12g | Protein: 5g

Tomaten-Basilikum-Suppe

Zubereitungszeit: 10 Minuten | Kochzeit: 30 Minuten | Portionen: 2

Schwierigkeiten: Einfach

Zutaten:

- 4 Tassen gehackte Tomaten
- 2 Tassen Gemüsebrühe
- 1 Zwiebel, gewürfelt
- 2 Knoblauchzehen, fein gehackt
- 1/4 Tasse frischer Basilikum, gehackt
- 1 TL Oregano
- 2 EL Olivenöl
- Salz und Pfeffer nach Geschmack

Zubereitung:

1. Olivenöl in einem großen Topf erhitzen und Zwiebel sowie Knoblauch darin weich dünsten.
2. Tomaten, Gemüsebrühe und Oregano hinzufügen, zum Kochen bringen und 25 Minuten köcheln lassen.
3. Basilikum hinzufügen und die Suppe vom Herd nehmen.
4. Die Suppe pürieren, mit Salz und Pfeffer abschmecken und servieren.

Nährwerte (pro Portion): Kalorien: 180 | Fett: 7g | Kohlenhydrate: 25g | Protein: 4g

Weiße Bohnen und Grünkohl-Suppe

Zubereitungszeit: 10 Minuten | Kochzeit: 30 Minuten | Portionen: 2

Schwierigkeiten: Einfach

Zutaten:

- 1 Tasse weiße Bohnen, gekocht
- 2 Tassen Grünkohl, gehackt
- 1 Karotte, gewürfelt
- 1 Zwiebel, gewürfelt
- 2 Knoblauchzehen, fein gehackt
- 4 Tassen Gemüsebrühe
- 1 TL Thymian
- 2 EL Olivenöl
- Salz und Pfeffer nach Geschmack

Zubereitung:

1. Olivenöl in einem Topf erhitzen und Zwiebel, Karotte und Knoblauch darin anbraten.

2. Grünkohl, weiße Bohnen, Gemüsebrühe und Thymian hinzufügen und zum Kochen bringen.

3. Die Hitze reduzieren und die Suppe 25-30 Minuten köcheln lassen.

4. Mit Salz und Pfeffer abschmecken und servieren.

Nährwerte (pro Portion): Kalorien: 250 | Fett: 7g | Kohlenhydrate: 37g | Protein: 14g

Kürbis und Karotten Ingwer Suppe

Zubereitungszeit: 15 Minuten | Kochzeit: 30 Minuten | Portionen: 2

Schwierigkeiten: Einfach

Zutaten:

- 2 Tassen Kürbispüree
- 2 Karotten, gewürfelt
- 1 Zwiebel, gewürfelt
- 2 Knoblauchzehen, fein gehackt
- 1 EL frischer Ingwer, gerieben
- 4 Tassen Gemüsebrühe
- 1 TL Kurkuma
- 2 EL Kokosöl
- Salz und Pfeffer nach Geschmack

Zubereitung:

1. Kokosöl in einem Topf erhitzen und Zwiebel, Karotten, Knoblauch und Ingwer darin anbraten.

2. Kürbispüree, Gemüsebrühe und Kurkuma hinzufügen, zum Kochen bringen und 30 Minuten köcheln lassen.

3. Die Suppe pürieren, mit Salz und Pfeffer abschmecken und servieren.

Nährwerte (pro Portion): Kalorien: 220 | Fett: 9g | Kohlenhydrate: 33g | Protein: 4g

Gemüsesticks mit Proteindips

Karottensticks mit Hummus-Dip

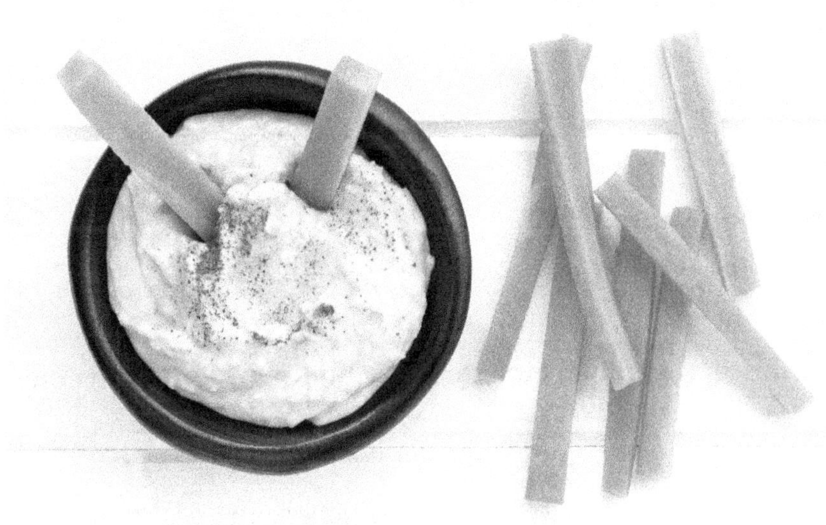

Zubereitungszeit: 10 Minuten | Kochzeit: 0 Minuten | Portionen: 2

Schwierigkeiten: Einfach

Zutaten:

- 2 Karotten, geschält und in Sticks geschnitten
- 1 Dose Kichererbsen, abgespült und abgetropft
- 2 EL Tahini
- 1 Knoblauchzehe
- Saft von 1 Zitrone
- 2 EL Olivenöl
- Salz und Pfeffer nach Geschmack

Zubereitung:

1. Kichererbsen, Tahini, Knoblauch, Zitronensaft und Olivenöl in einem Mixer zu einer glatten Masse verarbeiten.
2. Mit Salz und Pfeffer abschmecken.

3. Den Hummus in eine Schüssel geben und mit den Karottensticks servieren.

Nährwerte (pro Portion): Kalorien: 250 | Fett: 14g | Kohlenhydrate: 24g | Protein: 8g

Gurkensticks mit Avocado-Joghurt-Dip

Zubereitungszeit: 10 Minuten | Kochzeit: 0 Minuten | Portionen: 2

Schwierigkeiten: Einfach

Zutaten:

- 1 Gurke, geschält und in Sticks geschnitten
- 1 reife Avocado
- 1/2 Tasse griechischer Joghurt
- 1 EL Limettensaft
- 1/4 TL gemahlener Kreuzkümmel
- Salz und Pfeffer nach Geschmack

Zubereitung:

1. Avocado, griechischen Joghurt, Limettensaft und Kreuzkümmel in einem Mixer glatt rühren.
2. Mit Salz und Pfeffer abschmecken.
3. Den Dip in eine Schüssel geben und mit den Gurkensticks servieren.

Nährwerte (pro Portion): Kalorien: 200 | Fett: 15g | Kohlenhydrate: 12g | Protein: 6g

Paprikasticks mit Mandelbutter-Dip

Zubereitungszeit: 10 Minuten | Kochzeit: 0 Minuten | Portionen: 2

Schwierigkeiten: Einfach

Zutaten:

- 1 rote Paprika, in Sticks geschnitten
- 1/4 Tasse Mandelbutter
- 1 EL Honig
- 1 EL Orangensaft
- 1/4 TL Zimt
- Salz nach Geschmack

Zubereitung:

1. Mandelbutter, Honig, Orangensaft und Zimt in einer kleinen Schüssel gut verrühren.

2. Mit einer Prise Salz abschmecken.

3. Den Dip in eine Schüssel geben und mit den Paprikasticks servieren.

Nährwerte (pro Portion): Kalorien: 220 | Fett: 16g | Kohlenhydrate: 16g | Protein: 6g

Selleriesticks mit Erdnussbutter-Dip

Zubereitungszeit: 10 Minuten | Kochzeit: 0 Minuten | Portionen: 2

Schwierigkeiten: Einfach

Zutaten:

- 2 Stangen Sellerie, in Sticks geschnitten
- 1/4 Tasse Erdnussbutter
- 1 EL Sojasauce
- 1 EL Ahornsirup
- 1/4 TL Knoblauchpulver
- Wasser nach Bedarf

Zubereitung:

1. Erdnussbutter, Sojasauce, Ahornsirup und Knoblauchpulver in einer Schüssel verrühren.

2. Bei Bedarf etwas Wasser hinzufügen, um die gewünschte Konsistenz zu erreichen.

3. Mit den Selleriesticks servieren.

Nährwerte (pro Portion): Kalorien: 210 | Fett: 16g | Kohlenhydrate: 14g | Protein: 8g

Zucchinisticks mit Kichererbsen-Zaziki-Dip

Zubereitungszeit: 15 Minuten | Kochzeit: 0 Minuten | Portionen: 2

Schwierigkeiten: Einfach

Zutaten:

- 1 Zucchini, in Sticks geschnitten
- 1/2 Tasse Kichererbsen, gekocht
- 1/2 Tasse griechischer Joghurt
- 1 Knoblauchzehe, fein gehackt
- 1 EL Dill, gehackt
- Saft von 1/2 Zitrone
- Salz und Pfeffer nach Geschmack

Zubereitung:

1. Kichererbsen, griechischen Joghurt, Knoblauch, Dill und Zitronensaft in einem Mixer zu einer glatten Masse verarbeiten.

2. Mit Salz und Pfeffer abschmecken.

3. Den Dip in eine Schüssel geben und mit den Zucchinisticks servieren.

Nährwerte (pro Portion): Kalorien: 180 | Fett: 4g | Kohlenhydrate: 24g | Protein: 12g

Rote-Bete-Sticks mit Kichererbsen-Tahini-Dip

Zubereitungszeit: 15 Minuten | Kochzeit: 0 Minuten | Portionen: 2

Schwierigkeiten: Einfach

Zutaten:

- 2 rote Bete, geschält und in Sticks geschnitten
- 1/2 Tasse Kichererbsen, gekocht
- 2 EL Tahini
- 1 EL Zitronensaft
- 1 Knoblauchzehe, fein gehackt
- Salz und Pfeffer nach Geschmack
- 1 EL Olivenöl

Zubereitung:

1. Kichererbsen, Tahini, Zitronensaft, Knoblauch, Salz, Pfeffer und Olivenöl in einem Mixer zu einer glatten Masse verarbeiten.

2. Den Dip abschmecken und in eine Schüssel geben.

3. Mit den rote Bete-Sticks servieren.

Nährwerte (pro Portion): Kalorien: 220 | Fett: 9g | Kohlenhydrate: 28g | Protein: 7g

Süßkartoffel-Sticks mit schwarzen Bohnen-Dip

Zubereitungszeit: 15 Minuten | Kochzeit: 0 Minuten | Portionen: 2

Schwierigkeiten: Einfach

Zutaten:

- 1 große Süßkartoffel, geschält und in Sticks geschnitten
- 1/2 Tasse schwarze Bohnen, gekocht
- 1 EL griechischer Joghurt
- 1 TL Kreuzkümmel
- 1 Knoblauchzehe, fein gehackt

- Salz und Pfeffer nach Geschmack
- 1 EL Limettensaft

Zubereitung:

1. Schwarze Bohnen, Joghurt, Kreuzkümmel, Knoblauch, Salz, Pfeffer und Limettensaft in einem Mixer zu einer glatten Masse verarbeiten.
2. Den Dip abschmecken und in eine Schüssel geben.
3. Mit den Süßkartoffel-Sticks servieren.

Nährwerte (pro Portion): Kalorien: 210 | Fett: 2g | Kohlenhydrate: 42g | Protein: 7g

Blumenkohl-Sticks mit Curry-Linsen-Dip

Zubereitungszeit: 10 Minuten | Kochzeit: 0 Minuten | Portionen: 2

Schwierigkeiten: Einfach

Zutaten:

- 1 Blumenkohl, in kleine Röschen geschnitten
- 1/2 Tasse rote Linsen, gekocht
- 1 TL Currypulver
- 1 EL Kokosmilch
- Salz und Pfeffer nach Geschmack
- 1 EL Limettensaft

Zubereitung:

1. Rote Linsen, Currypulver, Kokosmilch, Salz, Pfeffer und Limettensaft in einem Mixer zu einer glatten Masse verarbeiten.
2. Den Dip abschmecken und in eine Schüssel geben.
3. Mit den Blumenkohl-Röschen servieren.

Nährwerte (pro Portion): Kalorien: 180 | Fett: 3g | Kohlenhydrate: 30g | Protein: 10g

Kohlrabi-Sticks mit Erbsen-Minz-Dip

Zubereitungszeit: 10 Minuten | Kochzeit: 0 Minuten | Portionen: 2

Schwierigkeiten: Einfach

Zutaten:

- 1 Kohlrabi, geschält und in Sticks geschnitten
- 1/2 Tasse grüne Erbsen, gekocht

- 1/4 Tasse frische Minze, gehackt
- 2 EL griechischer Joghurt
- Salz und Pfeffer nach Geschmack
- 1 EL Zitronensaft

Zubereitung:

1. Grüne Erbsen, Minze, Joghurt, Salz, Pfeffer und Zitronensaft in einem Mixer zu einer glatten Masse verarbeiten.
2. Den Dip abschmecken und in eine Schüssel geben.
3. Mit den Kohlrabi-Sticks servieren.

Nährwerte (pro Portion): Kalorien: 150 | Fett: 2g | Kohlenhydrate: 24g | Protein: 8g

Radieschen-Sticks mit Cottage-Cheese-Dip

Zubereitungszeit: 10 Minuten | Kochzeit: 0 Minuten | Portionen: 2

Schwierigkeiten: Einfach

Zutaten:

- 1 Bund Radieschen, geputzt und in Sticks geschnitten
- 1/2 Tasse Cottage Cheese
- 1 EL Schnittlauch, gehackt
- Salz und Pfeffer nach Geschmack
- 1 EL Milch (nach Bedarf, um die Konsistenz anzupassen)

Zubereitung:

1. Cottage Cheese, Schnittlauch, Salz und Pfeffer in einer Schüssel verrühren. Bei Bedarf Milch hinzufügen, um die gewünschte Konsistenz zu erreichen.
2. Den Dip abschmecken und in eine Schüssel geben.
3. Mit den Radieschen-Sticks servieren.

Nährwerte (pro Portion): Kalorien: 120 | Fett: 3g | Kohlenhydrate: 10g | Protein: 12g

Vollkorn-Minibrote

Zubereitungszeit: 15 Minuten | Kochzeit: 20 Minuten | Portionen: 2

Schwierigkeiten: Einfach

Zutaten:

- 1 Tasse Vollkorn-Dinkelmehl
- 1/2 Tasse Wasser
- 1 TL Trockenhefe
- 1/2 TL Salz
- 1 EL Sonnenblumenkerne
- 1 EL Kürbiskerne

Zubereitung:

1. Trockenhefe im Wasser auflösen und 10 Minuten stehen lassen.
2. Dinkelmehl, Salz, Sonnenblumen- und Kürbiskerne in einer Schüssel mischen.
3. Hefewasser zum Mehlgemisch geben und zu einem Teig kneten.
4. Teig in kleine Portionen teilen und zu Minibroten formen.
5. Auf ein Backblech legen, abdecken und 30 Minuten gehen lassen.
6. Bei 200°C 20 Minuten backen, bis sie goldbraun sind.

Nährwerte (pro Portion): Kalorien: 180 | Fett: 4g | Kohlenhydrate: 30g | Protein: 6g

Roggen-Minibrote mit Karotten

Zubereitungszeit: 20 Minuten | Kochzeit: 20 Minuten | Portionen: 2

Schwierigkeiten: Mittel

Zutaten:

- 1 Tasse Vollkorn-Roggenmehl
- 1/2 Tasse geraspelte Karotten
- 1/2 Tasse Wasser
- 1 TL Trockenhefe
- 1/2 TL Salz

Zubereitung:

1. Hefe im Wasser auflösen und 10 Minuten stehen lassen.

2. Roggenmehl, Salz und geraspelte Karotten in einer Schüssel mischen.

3. Hefewasser zum Mehlgemisch geben und zu einem Teig kneten.

4. Teig in kleine Portionen teilen und zu Minibroten formen.

5. Auf ein Backblech legen, abdecken und 30 Minuten gehen lassen.

6. Bei 200°C 20 Minuten backen.

Nährwerte (pro Portion): Kalorien: 170 | Fett: 1g | Kohlenhydrate: 36g | Protein: 5g

Hafer-Minibrote mit Apfel und Zimt

Zubereitungszeit: 20 Minuten | Kochzeit: 20 Minuten | Portionen: 2

Schwierigkeiten: Mittel

Zutaten:

- 1 Tasse Vollkornmehl
- 1/2 Tasse Haferflocken
- 1/2 Tasse fein gewürfelter Apfel
- 1/2 Tasse Wasser
- 1 TL Trockenhefe
- 1/2 TL Zimt
- 1/4 TL Salz

Zubereitung:

1. Hefe im Wasser auflösen und 10 Minuten stehen lassen.

2. Vollkornmehl, Haferflocken, Zimt, Salz und Apfel in einer Schüssel mischen.

3. Hefewasser zum Mehlgemisch geben und zu einem Teig kneten.

4. Teig in kleine Portionen teilen und zu Minibroten formen.

5. Auf ein Backblech legen, abdecken und 30 Minuten gehen lassen.

6. Bei 200°C 20 Minuten backen.

Nährwerte (pro Portion): Kalorien: 190 | Fett: 2g | Kohlenhydrate: 38g | Protein: 6g

Weizen-Minibrote mit Oliven und Rosmarin

Zubereitungszeit: 20 Minuten | Kochzeit: 20 Minuten | Portionen: 2

Schwierigkeiten: Mittel

Zutaten:

- 1 Tasse Vollkorn-Weizenmehl
- 1/4 Tasse gehackte Oliven
- 1 EL frischer Rosmarin, gehackt
- 1/2 Tasse Wasser
- 1 TL Trockenhefe
- 1/2 TL Salz

Zubereitung:

1. Hefe im Wasser auflösen und 10 Minuten stehen lassen.
2. Vollkorn-Weizenmehl, Salz, Oliven und Rosmarin in einer Schüssel mischen.
3. Hefewasser zum Mehlgemisch geben und zu einem Teig kneten.
4. Teig in kleine Portionen teilen und zu Minibroten formen.
5. Auf ein Backblech legen, abdecken und 30 Minuten gehen lassen.
6. Bei 200°C 20 Minuten backen.

Nährwerte (pro Portion): Kalorien: 200 | Fett: 3g | Kohlenhydrate: 38g | Protein: 6g

Buchweizen-Minibrote mit Sonnenblumenkernen

Zubereitungszeit: 20 Minuten | Kochzeit: 20 Minuten | Portionen: 2

Schwierigkeiten: Mittel

Zutaten:

- 1 Tasse Vollkorn-Buchweizenmehl
- 1/4 Tasse Sonnenblumenkerne
- 1/2 Tasse Wasser
- 1 TL Trockenhefe
- 1/2 TL Salz

Zubereitung:

1. Hefe im Wasser auflösen und 10 Minuten stehen lassen.
2. Buchweizenmehl, Salz und Sonnenblumenkerne in einer Schüssel mischen.
3. Hefewasser zum Mehlgemisch geben und zu einem Teig kneten.
4. Teig in kleine Portionen teilen und zu Minibroten formen.
5. Auf ein Backblech legen, abdecken und 30 Minuten gehen lassen.
6. Bei 200°C 20 Minuten backen.

Nährwerte (pro Portion): Kalorien: 210 | Fett: 4g | Kohlenhydrate: 36g | Protein: 8g

Zubereitungszeit: 15 Minuten | Kochzeit: 20 Minuten | Portionen: 2

Schwierigkeiten: Einfach

Zutaten:

- 1 Tasse Vollkornmehl
- 1 reife Banane, zerdrückt
- 1/4 Tasse Walnüsse, gehackt
- 1/2 Tasse Wasser
- 1 TL Trockenhefe
- 1 EL Honig
- 1/2 TL Zimt
- 1 Prise Salz

Zubereitung:

1. Hefe im Wasser mit Honig auflösen und 10 Minuten stehen lassen.
2. Vollkornmehl, Zimt, Salz, zerdrückte Banane und Walnüsse in einer Schüssel mischen.
3. Hefewasser zum Mehlgemisch geben und zu einem Teig verkneten.
4. Teig in kleine Portionen teilen und zu Minibroten formen.
5. Auf ein Backblech legen, abdecken und 30 Minuten gehen lassen.
6. Bei 180°C 20 Minuten backen.

Nährwerte (pro Portion): Kalorien: 240 | Fett: 5g | Kohlenhydrate: 44g | Protein: 6g

Minibrote mit getrockneten Tomaten und Basilikum

Zubereitungszeit: 20 Minuten | Kochzeit: 20 Minuten | Portionen: 2

Schwierigkeiten: Mittel

Zutaten:

- 1 Tasse Vollkornmehl
- 1/4 Tasse getrocknete Tomaten, fein gehackt
- 1 EL frischer Basilikum, gehackt
- 1/2 Tasse Wasser
- 1 TL Trockenhefe
- 1 TL Olivenöl
- 1/2 TL Salz

Zubereitung:

1. Hefe im Wasser mit Olivenöl auflösen und 10 Minuten stehen lassen.
2. Vollkornmehl, Salz, getrocknete Tomaten und Basilikum in einer Schüssel mischen.
3. Hefewasser zum Mehlgemisch geben und zu einem Teig verkneten.
4. Teig in kleine Portionen teilen und zu Minibroten formen.
5. Auf ein Backblech legen, abdecken und 30 Minuten gehen lassen.
6. Bei 180°C 20 Minuten backen.

Nährwerte (pro Portion): Kalorien: 200 | Fett: 3g | Kohlenhydrate: 38g | Protein: 6g

Kürbiskern-Minibrote

Zubereitungszeit: 20 Minuten | Kochzeit: 20 Minuten | Portionen: 2

Schwierigkeiten: Mittel

Zutaten:

- 1 Tasse Vollkornmehl
- 1/4 Tasse Kürbiskerne
- 1/2 Tasse Wasser
- 1 TL Trockenhefe
- 1 Prise Salz

Zubereitung:

1. Hefe im Wasser auflösen und 10 Minuten stehen lassen.
2. Vollkornmehl, Salz und Kürbiskerne in einer Schüssel mischen.
3. Hefewasser zum Mehlgemisch geben und zu einem Teig verkneten.
4. Teig in kleine Portionen teilen und zu Minibroten formen.
5. Auf ein Backblech legen, abdecken und 30 Minuten gehen lassen.
6. Bei 180°C 20 Minuten backen.

Nährwerte (pro Portion): Kalorien: 220 | Fett: 6g | Kohlenhydrate: 34g | Protein: 8g

Minibrote mit Oliven und Feta

Zubereitungszeit: 20 Minuten | Kochzeit: 20 Minuten | Portionen: 2

Schwierigkeiten: Mittel

Zutaten:

- 1 Tasse Vollkornmehl

- 1/4 Tasse Oliven, gehackt

- 1/4 Tasse Feta, zerkrümelt

- 1/2 Tasse Wasser

- 1 TL Trockenhefe

- 1 Prise Salz

Zubereitung:

1. Hefe im Wasser auflösen und 10 Minuten stehen lassen.

2. Vollkornmehl, Salz, Oliven und Feta in einer Schüssel mischen.

3. Hefewasser zum Mehlgemisch geben und zu einem Teig verkneten.

4. Teig in kleine Portionen teilen und zu Minibroten formen.

5. Auf ein Backblech legen, abdecken und 30 Minuten gehen lassen.

6. Bei 180°C 20 Minuten backen.

Nährwerte (pro Portion): Kalorien: 250 | Fett: 8g | Kohlenhydrate: 36g | Protein: 9g

Minibrote mit Möhren und Walnüssen

Zubereitungszeit: 20 Minuten | Kochzeit: 20 Minuten | Portionen: 2

Schwierigkeiten: Mittel

Zutaten:

- 1 Tasse Vollkornmehl

- 1/2 Tasse geraspelte Möhren

- 1/4 Tasse Walnüsse, gehackt

- 1/2 Tasse Wasser

- 1 TL Trockenhefe

- 1 Prise Zimt

- 1 Prise Salz

Zubereitung:

1. Hefe im Wasser auflösen und 10 Minuten stehen lassen.

2. Vollkornmehl, Salz, Zimt, geraspelte Möhren und Walnüsse in einer Schüssel mischen.

3. Hefewasser zum Mehlgemisch geben und zu einem Teig verkneten.

4. Teig in kleine Portionen teilen und zu Minibroten formen.

5. Auf ein Backblech legen, abdecken und 30 Minuten gehen lassen.

6. Bei 180°C 20 Minuten backen.

Nährwerte (pro Portion): Kalorien: 230 | Fett: 7g | Kohlenhydrate: 36g | Protein: 7g

Proteinnachtische

Quark mit gemischten Beeren und Nüssen

Zubereitungszeit: 10 Minuten | Kochzeit: 0 Minuten | Portionen: 2

Schwierigkeiten: Einfach

Zutaten:

- 1 Tasse Magerquark
- 1/2 Tasse gemischte Beeren (frisch oder gefroren)
- 1/4 Tasse gemischte Nüsse, gehackt
- 1 EL Honig oder Ahornsirup
- 1 Prise Zimt

Zubereitung:

1. Quark auf zwei Schüsseln verteilen.
2. Beeren und gehackte Nüsse über den Quark streuen.
3. Mit Honig oder Ahornsirup beträufeln.
4. Eine Prise Zimt darüber geben und servieren.

Nährwerte (pro Portion): Kalorien: 220 | Fett: 8g | Kohlenhydrate: 18g | Protein: 20g

Schokoladen-Proteinpudding

Zubereitungszeit: 5 Minuten | Kochzeit: 10 Minuten | Portionen: 2

Schwierigkeiten: Einfach

Zutaten:

- 2 Tassen ungesüßte Mandelmilch
- 1/4 Tasse Schokoladenproteinpulver
- 2 EL Kakaopulver
- 1 EL Maisstärke
- 2 EL Ahornsirup

Zubereitung:

1. Mandelmilch in einem Topf erhitzen, aber nicht zum Kochen bringen.

2. Proteinpulver, Kakaopulver und Maisstärke in einer Schüssel mischen.

3. Die trockenen Zutaten in die warme Mandelmilch einrühren.

4. Bei mittlerer Hitze unter ständigem Rühren kochen, bis die Mischung eindickt.

5. Vom Herd nehmen, mit Ahornsirup süßen und in Schüsseln füllen.

6. Abkühlen lassen und servieren.

Nährwerte (pro Portion): Kalorien: 180 | Fett: 6g | Kohlenhydrate: 24g | Protein: 12g

Griechischer Joghurt mit Protein-Granola

Zubereitungszeit: 5 Minuten | Kochzeit: 0 Minuten | Portionen: 2

Schwierigkeiten: Einfach

Zutaten:

- 1 Tasse griechischer Joghurt
- 1/2 Tasse Protein-Granola
- 1 EL Honig oder Ahornsirup
- 1/2 Tasse frische Früchte nach Wahl

Zubereitung:

1. Griechischen Joghurt gleichmäßig auf zwei Schüsseln verteilen.

2. Protein-Granola über den Joghurt streuen.

3. Frische Früchte hinzufügen.

4. Mit Honig oder Ahornsirup süßen und servieren.

Nährwerte (pro Portion): Kalorien: 250 | Fett: 7g | Kohlenhydrate: 30g | Protein: 20g

Erdnussbutter-Protein-Bällchen

Zubereitungszeit: 15 Minuten | Kochzeit: 0 Minuten | Portionen: 2

Schwierigkeiten: Einfach

Zutaten:

- 1/2 Tasse Erdnussbutter
- 1/4 Tasse Proteinpulver nach Wahl
- 1/4 Tasse Haferflocken
- 2 EL Honig oder Ahornsirup
- 1 Prise Salz

Zubereitung:

1. Alle Zutaten in einer Schüssel vermischen, bis eine formbare Masse entsteht.

2. Die Masse in kleine Bällchen rollen.

3. Die Bällchen im Kühlschrank fest werden lassen, dann servieren.

Nährwerte (pro Portion): Kalorien: 300 | Fett: 18g | Kohlenhydrate: 20g | Protein: 15g

Vanille-Proteinshake mit Beeren

Zubereitungszeit: 5 Minuten | Kochzeit: 0 Minuten | Portionen: 2

Schwierigkeiten: Einfach

Zutaten:

- 2 Tassen ungesüßte Mandelmilch
- 1/2 Tasse gemischte Beeren
- 2 Messlöffel Vanilleproteinpulver
- 1 EL Chiasamen
- Eiswürfel nach Bedarf

Zubereitung:

1. Alle Zutaten in einen Mixer geben.

2. Mischen, bis der Shake glatt und cremig ist.

3. In Gläser füllen und sofort servieren.

Nährwerte (pro Portion): Kalorien: 220 | Fett: 6g | Kohlenhydrate: 18g | Protein: 20g

Proteinreiche Joghurt-Bananen-Eiscreme

Zubereitungszeit: 5 Minuten | Gefrierzeit: 4 Stunden | Portionen: 2

Schwierigkeiten: Einfach

Zutaten:

- 2 reife Bananen, in Scheiben geschnitten und gefroren
- 1 Tasse griechischer Joghurt
- 2 EL Proteinpulver (Vanillegeschmack)
- 1 EL Honig oder Ahornsirup
- Optional: gehackte Nüsse oder dunkle Schokoladenstückchen zum Garnieren

Zubereitung:

1. Die gefrorenen Bananenscheiben in einen Mixer geben.

2. Griechischen Joghurt, Proteinpulver und Honig hinzufügen.

3. Alles zu einer cremigen Konsistenz mixen.

4. Die Mischung in Schüsseln füllen, nach Belieben mit gehackten Nüssen oder Schokoladenstückchen garnieren.

5. Für mindestens 4 Stunden einfrieren, bis die Eiscreme fest ist.

6. Vor dem Servieren etwas antauen lassen und genießen.

Nährwerte (pro Portion): Kalorien: 220 | Fett: 3g | Kohlenhydrate: 38g | Protein: 15g

Hafer-Proteinriegel mit Erdnussbutter

Zubereitungszeit: 15 Minuten | Kühlzeit: 2 Stunden | Portionen: 2

Schwierigkeiten: Mittel

Zutaten:

- 1 Tasse Haferflocken
- 1/2 Tasse Proteinpulver (Schokoladengeschmack)
- 1/4 Tasse Erdnussbutter
- 1/4 Tasse Honig oder Ahornsirup
- 1 TL Vanilleextrakt
- Optional: dunkle Schokoladenüberzug

Zubereitung:

1. Haferflocken und Proteinpulver in einer Schüssel vermischen.

2. Erdnussbutter, Honig und Vanilleextrakt hinzufügen, bis alles gut vermischt ist.

3. Die Mischung in eine flache Form geben und gleichmäßig verteilen.

4. Optional: Die Oberseite mit geschmolzener dunkler Schokolade überziehen.

5. Für mindestens 2 Stunden kühlen, bis die Riegel fest sind.

6. In Riegel schneiden und servieren.

Nährwerte (pro Portion): Kalorien: 280 | Fett: 12g | Kohlenhydrate: 30g | Protein: 18g

Proteinreiche Schokoladen-Muffins

Zubereitungszeit: 10 Minuten | Backzeit: 20 Minuten | Portionen: 2

Schwierigkeiten: Einfach

Zutaten:

- 1 Tasse Hafermehl
- 1/2 Tasse Proteinpulver (Schokoladengeschmack)

- 1/4 Tasse Kakaopulver
- 1 TL Backpulver
- 1/4 Tasse Honig oder Ahornsirup
- 1/2 Tasse ungesüßte Mandelmilch
- 1 Ei
- 1 TL Vanilleextrakt

Zubereitung:

1. Ofen auf 180°C vorheizen und Muffinblech einfetten oder mit Papierförmchen auslegen.
2. Hafermehl, Proteinpulver, Kakaopulver und Backpulver in einer Schüssel vermischen.
3. Honig, Mandelmilch, Ei und Vanilleextrakt hinzufügen und zu einem Teig verrühren.
4. Teig gleichmäßig auf die Muffinförmchen verteilen.
5. Für 20 Minuten backen, bis die Muffins durchgebacken sind.
6. Aus dem Ofen nehmen, abkühlen lassen und servieren.

Nährwerte (pro Portion): Kalorien: 240 | Fett: 5g | Kohlenhydrate: 30g | Protein: 18g

Proteinreicher Apfel-Zimt-Quark

Zubereitungszeit: 10 Minuten | Kühlzeit: 1 Stunde | Portionen: 2

Schwierigkeiten: Einfach

Zutaten:

- 1 Tasse Magerquark
- 1 großer Apfel, geschält und gewürfelt
- 1 TL Zimt
- 2 EL Honig oder Ahornsirup
- 1/4 Tasse gehackte Walnüsse oder Mandeln

Zubereitung:

1. Magerquark in eine Schüssel geben.
2. Apfelwürfel, Zimt und Honig hinzufügen und gut vermischen.
3. Die Mischung für mindestens 1 Stunde kühlen lassen.
4. Vor dem Servieren mit gehackten Nüssen bestreuen und genießen.

Nährwerte (pro Portion): Kalorien: 220 | Fett: 8g | Kohlenhydrate: 28g | Protein: 15g

Zubereitungszeit: 15 Minuten | Kühlzeit: 30 Minuten | Portionen: 2

Schwierigkeiten: Einfach

Zutaten:

- 1/2 Tasse Proteinpulver (Schokoladengeschmack)
- 1/4 Tasse Erdnussbutter
- 2 EL Honig oder Ahornsirup
- 2 EL ungesüßter Kakao
- 1/4 Tasse Haferflocken

Zubereitung:

1. Alle Zutaten in eine Schüssel geben und gut vermischen, bis ein fester Teig entsteht.
2. Den Teig zu kleinen Bällchen formen und auf ein mit Backpapier ausgelegtes Tablett legen.
3. Für mindestens 30 Minuten in den Kühlschrank stellen, bis die Bällchen fest sind.
4. Vor dem Servieren leicht antauen lassen und genießen.

Nährwerte (pro Portion): Kalorien: 200 | Fett: 9g | Kohlenhydrate: 18g | Protein: 15g

Erfrischende Bananen-Schokoladen-Eiscreme

Zubereitungszeit: 10 Minuten | Gefrierzeit: 4 Stunden | Portionen: 2

Schwierigkeiten: Einfach

Zutaten:

- 2 reife Bananen, in Scheiben geschnitten und gefroren
- 2 EL ungesüßtes Kakaopulver
- 2 EL Mandelmilch
- 1 TL Vanilleextrakt
- Optional: gehackte Nüsse oder dunkle Schokoladenstückchen zum Garnieren

Zubereitung:

1. Die gefrorenen Bananenscheiben in einen leistungsstarken Mixer geben.
2. Kakaopulver, Mandelmilch und Vanilleextrakt hinzufügen.
3. Alles zu einer cremigen Konsistenz mixen.
4. Die Eiscreme in Behälter füllen, nach Belieben mit gehackten Nüssen oder Schokoladenstückchen garnieren.
5. Für mindestens 4 Stunden einfrieren, bis sie fest ist.
6. Vor dem Servieren etwas antauen lassen und genießen.

Nährwerte (pro Portion): Kalorien: 150 | Fett: 2g | Kohlenhydrate: 35g | Protein: 3g

Fruchtige Mango-Kokosnuss-Eiscreme

Zubereitungszeit: 10 Minuten | Gefrierzeit: 4 Stunden | Portionen: 2

Schwierigkeiten: Einfach

Zutaten:

- 2 reife Mangos, geschält und gewürfelt
- 1/2 Tasse Kokosmilch
- Saft einer halben Limette
- 2 EL Ahornsirup oder Agavendicksaft
- Optional: Kokosraspeln oder frische Früchte zum Garnieren

Zubereitung:

1. Die Mangowürfel in einen Mixer geben.
2. Kokosmilch, Limettensaft und Ahornsirup hinzufügen.
3. Alles zu einer glatten Masse pürieren.
4. Die Eiscreme in Behälter füllen, nach Belieben mit Kokosraspeln oder frischen Früchten garnieren.
5. Für mindestens 4 Stunden einfrieren, bis sie fest ist.
6. Vor dem Servieren etwas antauen lassen und genießen.

Nährwerte (pro Portion): Kalorien: 180 | Fett: 5g | Kohlenhydrate: 35g | Protein: 2g

Belebende Himbeer-Basilikum-Eiscreme

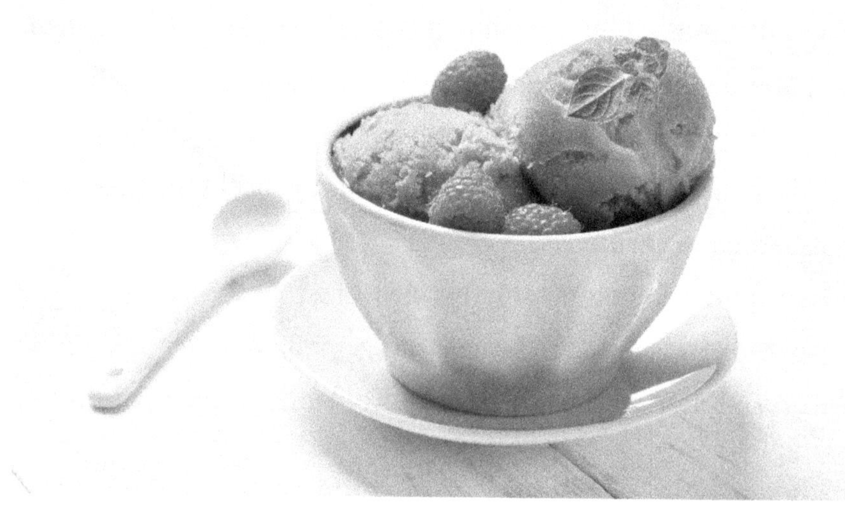

Zubereitungszeit: 10 Minuten | Gefrierzeit: 4 Stunden | Portionen: 2

Schwierigkeiten: Einfach

Zutaten:

- 2 Tassen gefrorene Himbeeren
- 1/2 Tasse Kokosmilch
- Saft einer halben Zitrone
- 1 EL Ahornsirup oder Agavendicksaft
- Handvoll frischer Basilikumblätter

Zubereitung:

1. Die gefrorenen Himbeeren in einen Mixer geben.

2. Kokosmilch, Zitronensaft, Ahornsirup und Basilikumblätter hinzufügen.

3. Alles zu einer cremigen Masse mixen.

4. Die Eiscreme in Behälter füllen und glatt streichen.

5. Für mindestens 4 Stunden einfrieren, bis sie fest ist.

6. Vor dem Servieren etwas antauen lassen und genießen.

Nährwerte (pro Portion): Kalorien: 160 | Fett: 3g | Kohlenhydrate: 30g | Protein: 2g

Exotische Ananas-Kiwi-Eiscreme

Zubereitungszeit: 10 Minuten | Gefrierzeit: 4 Stunden | Portionen: 2

Schwierigkeiten: Einfach

Zutaten:

- 1 reife Ananas, geschält und gewürfelt
- 2 Kiwis, geschält und in Scheiben geschnitten
- Saft einer Limette
- 2 EL Ahornsirup oder Agavendicksaft
- Handvoll frische Minzblätter zum Garnieren

Zubereitung:

1. Die Ananaswürfel und Kiwischeiben in einen Mixer geben.

2. Limettensaft und Ahornsirup hinzufügen.

3. Alles zu einer cremigen Konsistenz pürieren.

4. Die Eiscreme in Behälter füllen und glatt streichen.

5. Für mindestens 4 Stunden einfrieren, bis sie fest ist.

6. Vor dem Servieren etwas antauen lassen und mit frischen Minzblättern garnieren.

Nährwerte (pro Portion): Kalorien: 140 | Fett: 1g | Kohlenhydrate: 35g | Protein: 2g

Beruhigende Erdnussbutter-Banane-Eiscreme

Zubereitungszeit: 10 Minuten | Gefrierzeit: 4 Stunden | Portionen: 2

Schwierigkeiten: Einfach

Zutaten:

- 2 reife Bananen, in Scheiben geschnitten und gefroren
- 2 EL Erdnussbutter (ohne Zuckerzusatz)

- 1 EL Ahornsirup oder Agavendicksaft
- 1/4 Tasse ungesüßte Mandelmilch
- Handvoll gehackte Erdnüsse zum Garnieren

Zubereitung:

1. Die gefrorenen Bananenscheiben in einen Mixer geben.
2. Erdnussbutter, Ahornsirup und Mandelmilch hinzufügen.
3. Alles zu einer cremigen Konsistenz mixen.
4. Die Eiscreme in Behälter füllen und glatt streichen.
5. Für mindestens 4 Stunden einfrieren, bis sie fest ist.
6. Vor dem Servieren mit gehackten Erdnüssen garnieren und genießen.

Nährwerte (pro Portion): Kalorien: 200 | Fett: 8g | Kohlenhydrate: 30g | Protein: 3g

Leichte Kokos-Ananas-Eiscreme

Zubereitungszeit: 10 Minuten | Gefrierzeit: 4 Stunden | Portionen: 2

Schwierigkeiten: Einfach

Zutaten:

- 1 Dose Kokosmilch
- 1 Tasse gefrorene Ananasstücke
- 2 EL Ahornsirup oder Agavendicksaft
- 1 TL Vanilleextrakt

Zubereitung:

1. Die Kokosmilch, gefrorene Ananasstücke, Ahornsirup und Vanilleextrakt in einen Mixer geben.
2. Alles zu einer cremigen Konsistenz pürieren.
3. Die Eiscreme in Behälter füllen und glatt streichen.
4. Für mindestens 4 Stunden einfrieren, bis sie fest ist.
5. Vor dem Servieren etwas antauen lassen und genießen.

Nährwerte (pro Portion): Kalorien: 180 | Fett: 15g | Kohlenhydrate: 15g | Protein: 1g

Erfrischende Zitronen-Minz-Eiscreme

Zubereitungszeit: 10 Minuten | Gefrierzeit: 4 Stunden | Portionen: 2

Schwierigkeiten: Einfach

Zutaten:

- Saft und abgeriebene Schale von 2 Zitronen
- 1 Tasse Kokosmilch
- 2 EL Ahornsirup oder Agavendicksaft
- Handvoll frische Minzblätter

Zubereitung:

1. Den Zitronensaft, die abgeriebene Zitronenschale, Kokosmilch, Ahornsirup und Minzblätter in einen Mixer geben.
2. Alles zu einer glatten Masse pürieren.
3. Die Eiscreme in Behälter füllen und glatt streichen.
4. Für mindestens 4 Stunden einfrieren, bis sie fest ist.
5. Vor dem Servieren etwas antauen lassen und genießen.

Nährwerte (pro Portion): Kalorien: 160 | Fett: 12g | Kohlenhydrate: 10g | Protein: 1g

Cremige Avocado-Schoko-Eiscreme

Zubereitungszeit: 10 Minuten | Gefrierzeit: 4 Stunden | Portionen: 2

Schwierigkeiten: Einfach

Zutaten:

- 1 reife Avocado, geschält und entkernt
- 2 EL ungesüßtes Kakaopulver
- 2 EL Ahornsirup oder Agavendicksaft
- 1 TL Vanilleextrakt
- 1/2 Tasse Mandelmilch

Zubereitung:

1. Die Avocado, Kakaopulver, Ahornsirup, Vanilleextrakt und Mandelmilch in einen Mixer geben.
2. Alles zu einer cremigen Masse pürieren.
3. Die Eiscreme in Behälter füllen und glatt streichen.
4. Für mindestens 4 Stunden einfrieren, bis sie fest ist.
5. Vor dem Servieren etwas antauen lassen und genießen.

Nährwerte (pro Portion): Kalorien: 200 | Fett: 15g | Kohlenhydrate: 15g | Protein: 2g

Erfrischendes Erdbeer-Basilikum-Eis

Zubereitungszeit: 10 Minuten | Gefrierzeit: 4 Stunden | Portionen: 2

Schwierigkeiten: Einfach

Zutaten:

- 1 Tasse gefrorene Erdbeeren
- 1/2 Tasse Kokosmilch
- Handvoll frische Basilikumblätter
- 2 EL Ahornsirup oder Agavendicksaft
- Saft einer halben Limette

Zubereitung:

1. Die gefrorenen Erdbeeren, Kokosmilch, Basilikumblätter, Ahornsirup und Limettensaft in einen Mixer geben.

2. Alles zu einer cremigen Masse pürieren.

3. Die Eiscreme in Behälter füllen und glatt streichen.

4. Für mindestens 4 Stunden einfrieren, bis sie fest ist.

5. Vor dem Servieren etwas antauen lassen und genießen.

Nährwerte (pro Portion): Kalorien: 160 | Fett: 10g | Kohlenhydrate: 15g | Protein: 1g

Beruhigendes Vanille-Mandel-Eis

Zubereitungszeit: 10 Minuten | Gefrierzeit: 4 Stunden | Portionen: 2

Schwierigkeiten: Einfach

Zutaten:

- 1 Tasse Mandelmilch
- 2 EL Ahornsirup oder Agavendicksaft
- 1 TL Vanilleextrakt
- Handvoll gehackte Mandeln zum Garnieren

Zubereitung:

1. Die Mandelmilch, Ahornsirup und Vanilleextrakt in einen Mixer geben.

2. Alles gut vermischen, bis eine gleichmäßige Mischung entsteht.

3. Die Eiscreme in Behälter füllen und glatt streichen.

4. Für mindestens 4 Stunden einfrieren, bis sie fest ist.

5. Vor dem Servieren mit gehackten Mandeln garnieren und genießen.

Nährwerte (pro Portion): Kalorien: 140 | Fett: 9g | Kohlenhydrate: 10g | Protein: 2g

Fruchtige Mango-Bananen-Eiscreme

Zubereitungszeit: 10 Minuten | Gefrierzeit: 4 Stunden | Portionen: 2

Schwierigkeiten: Einfach

Zutaten:

- 1 reife Mango, geschält und entkernt
- 2 reife Bananen, geschält und in Scheiben geschnitten
- 1/2 Tasse Kokosmilch
- 2 EL Ahornsirup oder Agavendicksaft
- Saft einer halben Limette

Zubereitung:

1. Die Mango, Bananen, Kokosmilch, Ahornsirup und Limettensaft in einen Mixer geben.

2. Alles zu einer cremigen Masse pürieren.

3. Die Eiscreme in Behälter füllen und glatt streichen.

4. Für mindestens 4 Stunden einfrieren, bis sie fest ist.

5. Vor dem Servieren etwas antauen lassen und genießen.

Nährwerte (pro Portion): Kalorien: 180 | Fett: 10g | Kohlenhydrate: 20g | Protein: 2g

Erfrischende Wassermelonen-Limetten-Eiscreme

Zubereitungszeit: 10 Minuten | Gefrierzeit: 4 Stunden | Portionen: 2

Schwierigkeiten: Einfach

Zutaten:

- 2 Tassen gewürfelte Wassermelone, entkernt
- Saft und abgeriebene Schale von 1 Limette
- 1/4 Tasse Kokosmilch
- 2 EL Ahornsirup oder Agavendicksaft
- Frische Minzblätter zum Garnieren

Zubereitung:

1. Die gewürfelte Wassermelone, Limettensaft, Limettenabrieb, Kokosmilch und Ahornsirup in einen Mixer geben.

2. Alles zu einer glatten Masse pürieren.

3. Die Eiscreme in Behälter füllen und glatt streichen.

4. Für mindestens 4 Stunden einfrieren, bis sie fest ist.

5. Vor dem Servieren mit frischen Minzblättern garnieren und genießen.

Nährwerte (pro Portion): Kalorien: 150 | Fett: 8g | Kohlenhydrate: 18g | Protein: 1g

Köstliche Himbeer-Kokos-Eiscreme

Zubereitungszeit: 10 Minuten | Gefrierzeit: 4 Stunden | Portionen: 2

Schwierigkeiten: Einfach

Zutaten:

- 1 Tasse gefrorene Himbeeren
- 1/2 Tasse Kokosmilch
- 2 EL Ahornsirup oder Agavendicksaft

- 1 TL Vanilleextrakt
- 1/4 Tasse Kokosraspeln zum Garnieren

Zubereitung:

1. Die gefrorenen Himbeeren, Kokosmilch, Ahornsirup und Vanilleextrakt in einen Mixer geben.
2. Alles zu einer cremigen Masse pürieren.
3. Die Eiscreme in Behälter füllen und glatt streichen.
4. Für mindestens 4 Stunden einfrieren, bis sie fest ist.
5. Vor dem Servieren mit Kokosraspeln garnieren und genießen.

Nährwerte (pro Portion): Kalorien: 170 | Fett: 10g | Kohlenhydrate: 20g | Protein: 2g

Leckere Avocado-Blaubeer-Eiscreme

Zubereitungszeit: 10 Minuten | Gefrierzeit: 4 Stunden | Portionen: 2

Schwierigkeiten: Einfach

Zutaten:

- 1 reife Avocado, geschält und entkernt
- 1 Tasse gefrorene Blaubeeren
- 1/4 Tasse Kokosmilch
- 2 EL Ahornsirup oder Agavendicksaft
- Saft einer halben Zitrone

Zubereitung:

1. Die reife Avocado, gefrorene Blaubeeren, Kokosmilch, Ahornsirup und Zitronensaft in einen Mixer geben.
2. Alles zu einer cremigen Masse pürieren.
3. Die Eiscreme in Behälter füllen und glatt streichen.
4. Für mindestens 4 Stunden einfrieren, bis sie fest ist.
5. Vor dem Servieren etwas antauen lassen und genießen.

Nährwerte (pro Portion): Kalorien: 190 | Fett: 12g | Kohlenhydrate: 20g | Protein: 2g

Erfrischende Erdbeer-Basilikum-Eiscreme

Zubereitungszeit: 10 Minuten | Gefrierzeit: 4 Stunden | Portionen: 2

Schwierigkeiten: Einfach

Zutaten:

- 1 Tasse gefrorene Erdbeeren
- 1/4 Tasse Kokosmilch
- 2 EL Ahornsirup oder Agavendicksaft
- Handvoll frische Basilikumblätter
- Zitronenabrieb zum Garnieren

Zubereitung:

1. Die gefrorenen Erdbeeren, Kokosmilch, Ahornsirup und frische Basilikumblätter in einen Mixer geben.
2. Alles zu einer cremigen Masse pürieren.
3. Die Eiscreme in Behälter füllen und glatt streichen.
4. Für mindestens 4 Stunden einfrieren, bis sie fest ist.
5. Vor dem Servieren mit Zitronenabrieb garnieren und genießen.

Nährwerte (pro Portion): Kalorien: 160 | Fett: 8g | Kohlenhydrate: 20g | Protein: 2g

Kapitel 4: FAQs

Was ist der glykämische Index und wie beeinflusst er meine Diabetesdiät?

Im Herzen der modernen Ernährungswissenschaft für Diabetiker glänzt ein Konzept mit besonderer Strahlkraft: der glykämische Index (GI). Dieses maßgebliche Werkzeug dient als Kompass in der Welt der Kohlenhydrate, leitet durch die stürmische See der Blutzuckerschwankungen und bietet einen Anker in der Flut an Ernährungsoptionen. Doch was verbirgt sich hinter diesem Begriff, und warum spielt er eine so zentrale Rolle in der Diabetikerdiät?

Der glykämische Index ist eine Skala, die Lebensmittel basierend darauf einordnet, wie schnell und wie stark sie den Blutzuckerspiegel nach dem Verzehr erhöhen. Lebensmittel werden verglichen mit der Wirkung von reinem Glukose, einem Zucker, der den Blutzucker rasch in die Höhe treibt und als Referenzwert dient, dem ein GI von 100 zugeordnet wird. Ein niedriger GI weist darauf hin, dass das Lebensmittel den Blutzucker nur langsam erhöht, wohingegen ein hoher GI für einen schnellen und hohen Anstieg steht.

Für Menschen mit Diabetes ist diese Information von unschätzbarem Wert, denn die Kontrolle des Blutzuckerspiegels ist der Schlüssel zur Verwaltung ihrer Erkrankung. Durch die Auswahl von Lebensmitteln mit einem niedrigen oder mittleren GI können sie die postprandialen (nach dem Essen auftretenden) Blutzuckerspitzen minimieren, was zu einer stabileren Blutzuckerkontrolle führt. Diese Stabilität ist von entscheidender Bedeutung, da Schwankungen im Blutzuckerspiegel nicht nur das Risiko für diabetesbedingte Komplikationen erhöhen, sondern auch das allgemeine Wohlbefinden beeinträchtigen können.

Die Kunst, den glykämischen Index in die tägliche Ernährung zu integrieren, liegt jedoch nicht im starren Meiden von Lebensmitteln mit einem hohen GI, sondern in einem ausgewogenen und informierten Ansatz. Es ist ein tanzender Balanceakt zwischen Genuss und Gesundheit, der eine harmonische Symbiose aus Geschmack und Nährwert anstrebt. Vollkornprodukte, Linsen, die meisten Früchte und nicht stärkehaltiges Gemüse sind Beispiele für Lebensmittel, die generell einen niedrigen GI aufweisen und somit die Blutzuckerwerte sanft ansteigen lassen.

Doch der glykämische Index allein ist nicht der Heilige Gral der Ernährungsplanung für Diabetiker. Es ist wichtig, ihn im Kontext der gesamten Mahlzeit und des individuellen Lebensstils zu betrachten. Faktoren wie die Zubereitungsart, die Kombination verschiedener Lebensmittel und sogar die individuelle metabolische Antwort spielen eine bedeutende Rolle in der tatsächlichen Wirkung auf den Blutzucker.

Wie manage ich das Essen außer Haus mit Diabetes?

Die Navigation durch das kulinarische Labyrinth außerhalb des eigenen Zuhauses stellt für Menschen mit Diabetes eine besondere Herausforderung dar. Essengehen, sei es in Restaurants, bei gesellschaftlichen Anlässen oder auch nur bei einem schnellen Imbiss, erfordert eine vorausschauende Planung und eine strategische Herangehensweise, um den Blutzuckerspiegel im Gleichgewicht zu halten. Doch wie lässt sich dieser Spagat zwischen sozialer Teilhabe und gesundheitlichen Notwendigkeiten meistern?

Zunächst ist es essenziell, die Scheu vor offenen Gesprächen über die eigenen Bedürfnisse abzulegen. In einem Restaurant beispielsweise kann eine offene Kommunikation mit dem Servicepersonal oder dem Koch Wunder wirken. Es geht darum, Nachfragen zu stellen und spezifische Informationen über die Gerichte einzuholen, wie beispielsweise über die verwendeten Zutaten oder die Zubereitungsart. Viele Köche sind durchaus bereit, Gerichte anzupassen oder alternative Zutaten zu verwenden, um den Bedürfnissen ihrer Gäste mit Diabetes gerecht zu werden.

Eine weitere wichtige Strategie ist die Vorab-Recherche. In unserer digital vernetzten Welt ist es einfacher denn je, Speisekarten online zu überprüfen und sich bereits vor dem Restaurantbesuch Gedanken darüber zu machen, welche Gerichte am ehesten den eigenen Ernährungsrichtlinien entsprechen. Apps und Online-Ressourcen, die speziell für Menschen mit Diabetes entwickelt wurden, können hierbei wertvolle Dienste leisten, indem sie Empfehlungen und Bewertungen für diabetikerfreundliche Restaurants und Gerichte bieten.

Das Bewusstsein für Portionen spielt ebenfalls eine entscheidende Rolle. Die in Restaurants servierten Portionen sind häufig größer als das, was man üblicherweise zu Hause essen würde. Eine Möglichkeit, dem entgegenzuwirken, besteht darin, sich bewusst für kleinere Portionen zu entscheiden, etwa durch die Bestellung von Vorspeisen als Hauptgericht oder das Teilen von Gerichten mit Begleitpersonen. So lässt sich die Aufnahme von übermäßigen Kohlenhydraten und Kalorien vermeiden, ohne auf das Essvergnügen verzichten zu müssen.

Nicht zu unterschätzen ist auch die Bedeutung einer guten Vorbereitung. Für den Fall, dass die Mahlzeit länger dauert als geplant oder die Auswahl weniger diabetikerfreundlich ausfällt als erhofft, ist es ratsam, stets eine kleine Notration an geeigneten Snacks dabei zu haben. Diese können helfen, Hypoglykämien zu vermeiden und die Zeit bis zur nächsten Mahlzeit zu überbrücken, ohne auf weniger geeignete Alternativen zurückgreifen zu müssen.

Wie kann ich Zucker in Süßigkeiten und Desserts ersetzen?

Die kreative Auseinandersetzung mit der Reduktion von Zucker in Süßigkeiten und Desserts ist eine Kunst, die es Menschen mit Diabetes ermöglicht, die Süße des Lebens in vollen Zügen zu genießen, ohne dabei ihre Gesundheit zu gefährden. Die Transformation traditioneller Rezepte in diabetikerfreundliche Kreationen ist nicht nur eine Frage der Gesundheit, sondern auch eine Chance, die kulinarische Fantasie zu beflügeln und neue Geschmackswelten zu entdecken.

Ein Schlüsselaspekt in diesem kreativen Prozess ist die Erkundung und Anwendung von natürlichen Süßungsmitteln, die den Blutzuckerspiegel weniger stark beeinflussen als herkömmlicher Zucker. Stoffe wie Stevia, Erythrit und Xylit bieten süße Alternativen, die in der Lage sind, die gewünschte Geschmacksnote zu erreichen, ohne dabei den Blutzucker in die Höhe schnellen zu lassen. Diese natürlichen Süßstoffe, gewonnen aus Pflanzen oder durch Fermentationsprozesse, eröffnen neue Horizonte in der Zubereitung von Desserts, die sowohl köstlich als auch nahrhaft sind.

Die Verwendung von Früchten in Desserts ist eine weitere Methode, um natürliche Süße zu integrieren, ohne auf Zucker zurückgreifen zu müssen. Früchte wie Beeren, Äpfel und Birnen enthalten nicht nur natürliche Zucker, sondern sind auch reich an Ballaststoffen, Vitaminen und Antioxidantien, die den gesundheitlichen Nutzen der Gerichte steigern. Ein einfacher, mit Zimt gewürzter Apfel, langsam im Ofen gebacken, kann beispielsweise ein überraschend süßes und befriedigendes Dessert darstellen, ohne dass zusätzlicher Zucker erforderlich ist.

Experimentieren mit Aromen und Gewürzen ist ebenfalls ein Schlüsselelement bei der Gestaltung von zuckerreduzierten Desserts. Gewürze wie Zimt, Vanille, und Kardamom können die Wahrnehmung von Süße verstärken, ohne dass tatsächlich Zucker zugefügt wird. Diese natürlichen Geschmacksverstärker tragen dazu bei, einfache Zutaten in exquisite Gaumenfreuden zu verwandeln, die nicht nur den Gaumen erfreuen, sondern auch die Blutzuckerwerte schonen.

Darüber hinaus bietet die moderne Küchentechnologie Möglichkeiten, die Textur und Süße von Desserts zu optimieren, ohne auf herkömmlichen Zucker angewiesen zu sein. Die Verwendung von Verdickungsmitteln wie Agar-Agar oder Guarkernmehl kann helfen, die gewünschte Konsistenz in Puddings oder Gelees zu erreichen, während die Süße durch alternative Süßstoffe erzielt wird. Diese Techniken ermöglichen es, traditionelle Desserts neu zu interpretieren und in eine Form zu bringen, die für Menschen mit Diabetes geeignet ist.

Was ist der Unterschied zwischen "guten" und "schlechten" Kohlenhydraten?

Die Unterscheidung zwischen "guten" und "schlechten" Kohlenhydraten ist ein Schlüsselkonzept für jeden, der seinen Blutzuckerspiegel effektiv managen möchte, insbesondere für Menschen mit Diabetes. Diese Differenzierung führt uns weg von der überholten Denkweise, die alle Kohlenhydrate über einen Kamm schert, hin zu einem nuancierteren Verständnis, das die Qualität und den gesundheitlichen Wert der Kohlenhydrate in den Vordergrund rückt.

Gute Kohlenhydrate sind jene, die in ihrer natürlichen, unverarbeiteten Form konsumiert werden oder nur minimal verarbeitet wurden. Sie sind typischerweise reich an Ballaststoffen, Vitaminen und Mineralien. Diese Komponenten verlangsamen die Aufnahme von Zucker in den Blutkreislauf und fördern ein langes Sättigungsgefühl. Vollkornprodukte, Hülsenfrüchte, Gemüse und ganze Früchte sind Paradebeispiele für gute Kohlenhydrate. Sie bieten nicht nur eine nachhaltige Energiequelle, sondern unterstützen auch eine gesunde Verdauung und tragen zur Prävention von chronischen Krankheiten bei.

Schlechte Kohlenhydrate hingegen finden sich in Lebensmitteln, die stark verarbeitet oder raffiniert sind. Diese Lebensmittel sind oft entleert von wesentlichen Nährstoffen und Ballaststoffen, was zu einer schnellen Freisetzung von Zucker in den Blutkreislauf führt. Beispiele hierfür sind Weißbrot, weiße Pasta, Süßigkeiten und andere zuckerhaltige Snacks. Diese schnellen Zucker können zu Spitzen im Blutzuckerspiegel führen, was besonders für Menschen mit Diabetes problematisch ist, da ihr Körper Schwierigkeiten hat, diese Spitzen zu regulieren.

Die Bedeutung der Unterscheidung zwischen guten und schlechten Kohlenhydraten liegt nicht nur in der Blutzuckerkontrolle, sondern auch in der langfristigen Gesundheit und dem Wohlbefinden. Die Wahl von Kohlenhydraten, die reich an Nährstoffen sind, fördert nicht nur eine stabile Blutzuckerkontrolle, sondern unterstützt auch eine gesunde

Körperzusammensetzung, reduziert das Risiko für Herz-Kreislauf-Erkrankungen und unterstützt die kognitive Funktion.

Um diesen Unterschied in die tägliche Ernährung zu integrieren, ist es wichtig, Etiketten sorgfältig zu lesen und sich bewusst für Vollkornvarianten und unverarbeitete Lebensmittel zu entscheiden. Das Hinzufügen von Gemüse zu jeder Mahlzeit, der Austausch von weißem Reis durch Quinoa oder Wildreis und der Genuss von frischem Obst anstelle von zuckerhaltigen Snacks sind einfache Anpassungen, die eine erhebliche Wirkung haben können.

Wie kann ich Mahlzeiten im Voraus planen, um meinen Diabetes besser zu managen?

Die Fähigkeit, Mahlzeiten vorauszuplanen, ist ein unerlässlicher Bestandteil im Management des Diabetes. Diese Kunst des Vorausdenkens ist nicht nur eine Strategie zur Kontrolle des Blutzuckerspiegels, sondern auch ein Wegweiser zu einem ausgeglichenen, genussvollen Lebensstil. Das Planen von Mahlzeiten entmystifiziert die tägliche Frage "Was gibt es zu essen?" und verwandelt sie in eine Gelegenheit, bewusste Entscheidungen zu treffen, die die Gesundheit unterstützen und den Genuss am Essen fördern.

Der erste Schritt zu einer erfolgreichen Mahlzeitenplanung besteht darin, sich einen Überblick über die Woche zu verschaffen. Dies beinhaltet die Berücksichtigung von Arbeitsplänen, sozialen Verpflichtungen und anderen Aktivitäten, die die Verfügbarkeit für das Kochen beeinflussen können. Mit diesem Wissen ausgestattet, kann man flexibel planen und sicherstellen, dass für jede Situation eine gesunde Option zur Verfügung steht, sei es durch das Vorkochen von Mahlzeiten, die Auswahl einfacher Rezepte für hektische Tage oder das Identifizieren von gesunden Optionen, wenn das Essen außer Haus unvermeidlich ist.

Die Auswahl ausgewogener Rezepte ist der nächste kritische Schritt. Mahlzeiten, die eine harmonische Balance von guten Kohlenhydraten, hochwertigen Proteinen und gesunden Fetten bieten, sind ideal. Diese Kombination sorgt nicht nur für eine lang anhaltende Sättigung, sondern hilft auch, den Blutzuckerspiegel stabil zu halten. Das Experimentieren mit verschiedenen Zutaten und Geschmacksrichtungen hält den Mahlzeitenplan interessant und verhindert die Monotonie, die oft mit Diätbeschränkungen einhergeht.

Ein weiterer wichtiger Aspekt der Mahlzeitenplanung ist das bewusste Einkaufen. Mit einer gut durchdachten Einkaufsliste, die auf den geplanten Mahlzeiten basiert, lassen sich Impulskäufe vermeiden und sicherstellen, dass alle notwendigen Zutaten für eine gesunde Ernährung zur Hand sind. Dies spart nicht nur Zeit und Geld, sondern reduziert auch die Versuchung, auf weniger gesunde Optionen zurückzugreifen.

Das Vorbereiten von Mahlzeiten im Voraus ist eine effektive Methode, um sicherzustellen, dass gesunde Optionen immer leicht zugänglich sind. Das Kochen in größeren Mengen und das Portionieren von Mahlzeiten in einzelne Behälter kann eine enorme Hilfe sein, besonders in Zeiten, in denen die Zeit oder die Energie zum Kochen begrenzt ist. Diese Vorbereitung erleichtert nicht nur die Einhaltung einer gesunden Ernährung, sondern gibt auch wertvolle Zeit zurück, die sonst mit täglichem Kochen verbracht würde.

Die Integration von Flexibilität in den Mahlzeitenplan ist schließlich der Schlüssel zum langfristigen Erfolg. Das Leben ist unvorhersehbar, und die Fähigkeit, sich anpassen zu können, ohne dabei die Kontrolle über die Ernährung zu verlieren, ist entscheidend. Das kann bedeuten, Alternativen für bestimmte Zutaten parat zu haben, offene Mahlzeiten in den Plan einzubauen, die je nach Verfügbarkeit von Zutaten oder Laune angepasst werden können, oder einfach zu akzeptieren, dass gelegentliche Abweichungen vom Plan Teil eines gesunden, ausgeglichenen Lebensstils sind.

30-Tage-Ernährungsplan

Tage	Frühstück	Mittagessen	Abendessen	Snack	Dessert
Montag	Avocado-Beeren-Smoothie	Quinoa-Linsen-Salat	Hähnchen mit Zitronen-Rosmarin-Marinade	Karottensticks mit Hummus-Dip	Quark mit gemischten Beeren und Nüssen
Dienstag	Spinat-Feta-Kräuter	Mediterrane Quinoa-Schüssel	Linsen-Tomaten-Suppe	Dinkel-Minibrote mit Kernen	Erfrischende Bananen-Schokoladen-Eiscreme
Mittwoch	Karotte-Ingwer-Smoothie	Spinat-Avocado-Salat mit Hähnchen	Gegrillter Lachs mit Dill und Zitrone	Gurkensticks mit Avocado-Joghurt-Dip	Schokoladen-Proteinpudding
Donnerstag	Pilz-Kräuter	Asiatische Tofu-Gemüse	Kürbis-Ingwer-Suppe	Roggen-Minibrote mit Karotten	Fruchtige Mango-Kokosnuss-Eiscreme
Freitag	Beeren-Hafer-Smoothie	Kichererbsen-Rucola-Salat	Gegrillte Garnelen mit Knoblauch und Petersilie	Paprikasticks mit Mandelbutter-Dip	Griechischer Joghurt mit Protein-Granola
Samstag	Tomaten-Basilikum	Mexikanische Burrito	Brokkoli-Mandel-Suppe	Hafer-Minibrote mit Apfel und Zimt	Belebende Himbeer-Basilikum-Eiscreme
Sonntag	Tropischer Mango-Spinat-Smoothie	Bunter Paprika-Bohnen-Salat	Gegrillte Rindersteaks mit Chimichurri-Sauce	Selleriesticks mit Erdnussbutter-Dip	Erdnussbutter-Protein-Bällchen
Montag	Birnen-Nuss-Smoothie	Mediterraner Linsen-Salat	Gegrillte Forelle mit Kräuterbutter	Zucchinisticks mit Kichererbsen-Zaziki-Dip	Vanille-Proteinshake mit Beeren
Dienstag	Spinat-Mango-Smoothie	Griechischer Linsensalat	Kürbis und Karotten Ingwer Suppe	Weizen-Minibrote mit Oliven und Rosmarin	Exotische Ananas-Kiwi-Eiscreme
Mittwoch	Himbeer-Pfirsich-Smoothie	Asiatischer Brokkoli-Edamame-Salat	Gegrillte Garnelen mit Zitrus-Salsa	Süßkartoffel-Sticks mit schwarzen Bohnen-Dip	Proteinreiche Joghurt-Bananen-Eiscreme
Donnerstag	Kürbis-Hafer-	Mediterraner Kichererbsen-	Tomaten-Basilikum-	Buchweizen-Minibrote mit	Beruhigende Erdnussbutter-

	Smoothie	Quinoa-Salat	Suppe	Sonnenblumenkernen	Banane-Eiscreme
Freitag	Apfel-Zimt-Smoothie	Rote-Bete-Orangen-Salat mit Walnüssen	Gemüse- und Hühnchenspieße	Blumenkohl-Sticks mit Curry-Linsen-Dip	Hafer-Proteinriegel mit Erdnussbutter
Samstag	Zucchini-Kräuter	Griechischer Linsen-Salat	Weiße Bohnen und Grünkohl-Suppe	Minibrote mit Banane und Walnüssen	Leichte Kokos-Ananas-Eiscreme
Sonntag	Lachs-Dill	Italienische Antipasti	Steak mit Avocado-Salsa	Kohlrabi-Sticks mit Erbsen-Minz-Dip	Erfrischende Zitronen-Minz-Eiscreme
Montag	Kürbis-Hafer-Smoothie	Asiatischer Brokkoli-Edamame-Salat	Gegrillte Garnelen mit Zitrus-Salsa	Radieschen-Sticks mit Cottage-Cheese-Dip	Proteinreiche Schokoladen-Muffins
Dienstag	Spinat-Mango-Smoothie	Mediterraner Kichererbsen-Quinoa-Salat	Tomaten-Basilikum-Suppe	Minibrote mit getrockneten Tomaten und Basilikum	Erfrischendes Erdbeer-Basilikum-Eis
Mittwoch	Beeren-Hafer-Smoothie	Rote-Bete-Orangen-Salat mit Walnüssen	Weiße Bohnen und Grünkohl-Suppe	Kohlrabi-Sticks mit Erbsen-Minz-Dip	Beruhigendes Vanille-Mandel-Eis
Donnerstag	Apfel-Zimt-Smoothie	Quinoa-Linsen-Salat	Gemüse- und Hühnchenspieße	Zucchinisticks mit Kichererbsen-Zaziki-Dip	Fruchtige Mango-Bananen-Eiscreme
Freitag	Tropischer Mango-Spinat-Smoothie	Spinat-Avocado-Salat mit Hähnchen	Steak mit Avocado-Salsa	Süßkartoffel-Sticks mit schwarzen Bohnen-Dip	Erfrischende Wassermelonen-Limetten-Eiscreme
Samstag	Birnen-Nuss-Smoothie	Mediterrane Quinoa-Schüssel	Linsen-Tomaten-Suppe	Blumenkohl-Sticks mit Curry-Linsen-Dip	Köstliche Himbeer-Kokos-Eiscreme
Sonntag	Himbeer-Pfirsich-Smoothie	Bunter Paprika-Bohnen-Salat	Gegrillte Forelle mit Kräuterbutter	Selleriesticks mit Erdnussbutter-Dip	Proteinreicher Apfel-Zimt-Quark
Montag	Himbeer-Pfirsich-Smoothie	Spinat-Avocado-Salat mit Hähnchen	Gemüse- und Hühnchenspieße	Selleriesticks mit Erdnussbutter-Dip	Proteinreicher Apfel-Zimt-Quark
Dienstag	Apfel-Zimt-Smoothie	Quinoa-Linsen-Salat	Gegrillte Forelle mit Kräuterbutter	Zucchinisticks mit Kichererbsen-Zaziki-Dip	Erfrischende Wassermelonen-Limetten-Eiscreme

Mittwoch	Tropischer Mango-Spinat-Smoothie	Mediterrane Quinoa-Schüssel	Linsen-Tomaten-Suppe	Minibrote mit getrockneten Tomaten und Basilikum	Köstliche Himbeer-Kokos-Eiscreme
Donnerstag	Birnen-Nuss-Smoothie	Bunter Paprika-Bohnen-Salat	Steak mit Avocado-Salsa	Radieschen-Sticks mit Cottage-Cheese-Dip	Proteinreiche Schokoladen-Muffins
Freitag	Kürbis-Hafer-Smoothie	Rote-Bete-Orangen-Salat mit Walnüssen	Tomaten-Basilikum-Suppe	Kohlrabi-Sticks mit Erbsen-Minz-Dip	Erfrischendes Erdbeer-Basilikum-Eis
Samstag	Beeren-Hafer-Smoothie	Asiatischer Brokkoli-Edamame-Salat	Weiße Bohnen und Grünkohl-Suppe	Süßkartoffel-Sticks mit schwarzen Bohnen-Dip	Beruhigendes Vanille-Mandel-Eis
Sonntag	Spinat-Mango-Smoothie	Mediterraner Kichererbsen-Quinoa-Salat	Gegrillte Garnelen mit Zitrus-Salsa	Blumenkohl-Sticks mit Curry-Linsen-Dip	Fruchtige Mango-Bananen-Eiscreme

Früchte und Gemüse:

- Avocado
- Verschiedene Beeren
- Karotten
- Ingwer
- Spinat
- Mango
- Birnen
- Himbeeren
- Pfirsiche
- Kürbis
- Äpfel
- Rote Bete
- Orangen
- Paprika
- Bohnen
- Tomaten
- Basilikum
- Gurken
- Zucchini
- Sellerie
- Blumenkohl
- Kohlrabi

Proteine:

- Hähnchenbrust
- Lachs
- Garnelen
- Forelle
- Quinoa

- Linsen
- Tofu
- Eier

Kohlenhydrate und Getreide:

- Hafer
- Dinkelkörner
- Roggenkörner
- Weizenkörner
- Buchweizenkörner

Milchprodukte und vegane Alternativen:

- Quark
- Griechischer Joghurt
- Hummus
- Mandelbutter
- Cottage Cheese

Nüsse, Samen und Trockenfrüchte:

- Sonnenblumenkerne
- Banane (getrocknet)
- Getrocknete Tomaten

Sonstige:

- Olivenöl
- Rosmarin
- Dill
- Petersilie
- Chimichurri
- Proteinpulver
- Schokolade
- Erdnussbutter

Umrechnungstabelle für Messungen

Maßeinheit	Entsprechung
Gewicht	
1 Gramm (g)	0,001 Kilogramm (kg)
1000 Gramm (g)	1 Kilogramm (kg)
Volumen	
1 Milliliter (ml)	0,001 Liter (l)
100 Milliliter (ml)	0,1 Liter (l)
1 Liter (l)	1000 Milliliter (ml)
Löffelmaße	
1 Teelöffel (TL)	ca. 5 Milliliter (ml)
1 Esslöffel (EL)	ca. 15 Milliliter (ml)
Temperaturen	
100°C	Wasser kocht
180°C	Mittlere Backtemperatur
250°C	Hohe Backtemperatur
Sonstige	
1 Tasse	ca. 240 Milliliter (ml) / ca. 250 Gramm (g) für Wasser
1 Unze	ca. 28,35 Gramm (g)
1 Pfund	ca. 453,59 Gramm (g) / 0,453 Kilogramm (kg)

Schlussfolgerung

Zum Abschluss dieses Buches möchten wir einen Moment innehalten und reflektieren, was wir gemeinsam durchlaufen haben. Von den Grundlagen des Diabetes-Managements über die Entdeckung diabetesfreundlicher Kochtechniken bis hin zu einer Vielzahl von Rezepten, die zeigen, dass eine gesundheitsbewusste Ernährung keinesfalls Genuss und Vielfalt ausschließt. Dieses Buch war eine Reise, die darauf abzielte, Ihnen nicht nur das notwendige Wissen und die Werkzeuge an die Hand zu geben, um Ihren Alltag mit Diabetes besser zu gestalten, sondern auch, um eine neue Perspektive auf Essen und Gesundheit zu eröffnen.

Unser Ziel war es, zu demonstrieren, dass eine Diagnose Diabetes nicht das Ende einer kulinarischen Entdeckungsreise bedeutet, sondern vielmehr den Beginn eines bewussteren Umgangs mit den Lebensmitteln, die wir zu uns nehmen. Durch die vielfältigen Rezepte und die Ernährungstipps hoffen wir, Sie dazu inspiriert zu haben, Ihre Mahlzeiten so zu gestalten, dass sie nicht nur Ihren Blutzuckerspiegel stabil halten, sondern auch Freude und Zufriedenheit in Ihren Essalltag bringen.

Wir haben gesehen, wie wichtig es ist, sich nicht nur auf die Einschränkungen zu konzentrieren, die eine Diabetes-Diagnose mit sich bringen kann, sondern vor allem auf die Möglichkeiten, die sich durch eine angepasste Ernährungsweise eröffnen. Die Umstellung auf eine diabetesfreundliche Ernährung kann eine Herausforderung sein, doch wie dieses Buch zeigt, gibt es unzählige Wege, diese Herausforderung anzunehmen und zu meistern.

Abschließend möchten wir Sie ermutigen, weiterhin zu experimentieren, neue Zutaten und Rezepte zu entdecken und sich nicht vor Veränderungen zu scheuen. Jede Mahlzeit bietet die Gelegenheit, etwas Gutes für Ihren Körper zu tun, ohne dabei auf Genuss verzichten zu müssen. Ernährung ist eine persönliche Reise, und wir hoffen, dass dieses Buch Sie ein Stück auf Ihrem Weg begleitet hat.

Möge Ihr Leben mit Diabetes nicht durch Einschränkungen definiert sein, sondern durch die reichen und köstlichen Erfahrungen, die eine bewusste Ernährung mit sich bringt. Bleiben Sie neugierig, bleiben Sie mutig und vor allem: bleiben Sie gesund.